针灸临床适宜技术

中国康复医学会针灸技术与康复专业委员会推荐用书

高希言　乔　敏　范雅丽　主编

中原农民出版社

·郑州·

图书在版编目（CIP）数据

针灸临床适宜技术 / 高希言，乔敏，范雅丽主编. —郑州：
中原农民出版社，2023.2

ISBN 978-7-5542-2640-7

Ⅰ.①针… Ⅱ.①高… ②乔… ③范… Ⅲ.①针灸疗法
Ⅳ.①R245

中国国家版本馆CIP数据核字（2023）第014458号

针灸临床适宜技术
ZHENJIU LINCHUANG SHIYI JISHU

出 版 人：刘宏伟
策划编辑：刘培英
责任编辑：莫　为
责任校对：王艳红
责任印制：孙　瑞
装帧设计：杨　柳

出版发行：中原农民出版社
　　　　　地址：郑州市郑东新区祥盛街 27 号 7 层　　邮编：450016
　　　　　电话：0371-65788677（编辑部）　0371-65788199（营销部）
经　　销：全国新华书店
印　　刷：新乡市豫北印务有限公司
开　　本：710 mm×1010 mm　1/16
印　　张：20
字　　数：256 千字
版　　次：2023 年 2 月第 1 版
印　　次：2023 年 2 月第 1 次印刷
定　　价：98.00 元

如发现印装质量问题影响阅读，请与印刷公司联系调换。

编委会

—※—

前 言

—※—

针灸临床适宜技术是指在临床应用中安全有效且简便易学的针刺、艾灸等相关技术，是中医学的重要组成部分，内容丰富、范围广泛、历史悠久。其具有独特的优势，有广泛的适应证，疗效显著，操作方法简便易行，副作用少，特色突出。

河南中医药大学第三附属医院针灸推拿联盟自 2017 年成立以来，秉承"合作交流、融合创新、共同发展"的理念，为联盟医院针灸科、推拿科在人才培养、学术研究、技术交流、专科建设等领域搭建了合作平台，举办了中华人民共和国人力资源和社会保障部"针灸特色技术疗法研究与临床应用高级研修项目"和河南省人力资源和社会保障厅"河南省基层卫生技术人员中医药知识与技能培训班"，并承担了国家中医药管理局和河南省中医管理局的继续教育培训，推广技术 100 余项，逐渐淬炼形成一批疗效确切的适宜技术。经过不断推广和使用，这些技术得到普遍认可。如云南中医药大学第一附属医院施静教授等的"升阳通督针法治疗中风技术"，山东中医药大学第二附属医院贾红玲教授的"项七针治疗椎动脉型颈椎病技术"，山东中医药大学附属医院张永臣教授的"针刺治疗慢性前列腺炎技术"，河南中医药大学第一附属医院梅祥胜教授的"梅氏开喉亮音针法治疗嗓音病技术"等。这些技术为提高基层医务工作者的中医药技

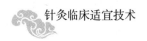

术服务能力，更好地守护人民群众的身体健康发挥了积极的作用。

习近平总书记指出，中医药学凝聚着深邃的哲学智慧和中华民族几千年的健康养生理念及其实践经验，是中国古代科学的瑰宝，也是打开中华文明宝库的钥匙。为更好地落实习总书记的指示，传承中医思想，继承传统技术，我们编写此书，以促进中医技术的推广，充分发挥针灸适宜技术在防治常见病、多发病中的优势和作用。同时也落实河南省委、省政府提出的勇于担当中医药传承创新发展时代重任的指示精神，树立以人民为中心的发展理念，把守护群众的健康作为一切工作的出发点、落脚点，为推进中医药强省建设和健康中国战略做出更大的贡献！

作者

2022 年 7 月 1 日

目 录

—※—

调卫健脑针法治疗失眠技术

调卫健脑针法是在奇经八脉理论指导下，选取百会、四神聪、申脉、照海及耳穴（缘中、神门），运用针刺、耳压疗法，以调整卫气的运行，改善大脑功能的失调状态，达到益脑安眠、健脑安神的作用。本法重点在健脑与调理卫气，是国家中医药管理局中医适宜技术推广项目，在全国推广应用。

（一）技术操作方法

1. 器械准备

（1）材料特性、性能：针具要求有较高强度和韧性的一次性不锈钢针灸针，针体挺直滑利，能耐高热、防锈，不易被化学物品腐蚀。

（2）型号：直径为 0.30 毫米，长度为 1 寸（25 毫米）、1.5 寸（40 毫米）、2 寸（50 毫米）。

2. 详细操作步骤

（1）体位：患者取俯卧位或坐位。

（2）主穴：百会、四神聪、申脉、照海、神门（耳穴）、缘中（耳穴）。

（3）配穴：肝阳上扰加太冲（双侧）；心肾不交加太溪（双侧）；心脾

亏虚加神门（双侧）；脾胃不和加足三里（双侧）。

（4）消毒：每个穴位均先用碘酊棉签由内而外消毒一遍，再用75%酒精（乙醇）脱碘，消毒范围直径不小于5厘米。

（5）操作方法：用右手拇、食、中三指持1寸毫针，在百会、四神聪平刺进针0.5寸，快速捻转1分钟，局部产生酸、胀感，针尖朝向百会；用1.5寸毫针在申脉、照海直刺1寸，行捻转手法1分钟，局部产生酸、胀、沉感，留针40分钟，其间行针2次。

（6）耳压：起针后，将王不留行籽放在0.5厘米×0.5厘米的胶布上，贴压在耳的神门、缘中，出现刺痛感，以耳郭发红、发胀、发热为度，并嘱患者每天按压2次，每次按压15分钟，以耳郭发热为度。

3.治疗时间及疗程

每天针刺1次，每个穴位取双侧，左右对称，5天为1个疗程。休息2天后，继续第2个疗程的治疗，连续治疗3个疗程。

4.关键技术环节

1）针刺得气程度要合理掌握，以维持和缓的得气，针感不宜太强，也不能太弱。

2）耳压疗法时，按压耳穴一定要有发热、发胀的感觉。

5.适应证

符合西医神经衰弱的诊断标准，且符合中医失眠的诊断标准，诊断明确，年龄在18~65岁者，均可采用本法治疗。

6.禁忌证

1）合并有心血管、脑血管、肝、肾和造血系统等严重危及生命的原发

性疾病及精神病患者；某些感染性疾病，如艾滋病和肝炎等，以及溃疡性皮肤病和血液病患者。

2）妊娠或哺乳期患者；不是以失眠为主的其他相关病症的患者。

（二）注意事项

1）初次治疗选穴宜少，手法要轻，治疗前要消除患者对针刺手法治疗的顾虑，同时选择舒适持久的体位，避免由于过度紧张而造成晕针。

2）针刺手法应严格按照要求进行操作，避免由于手法过重或时间过长，造成局部疼痛或轻度肿胀，甚或青紫瘀斑、疲乏无力等。

3）针刺前应认真仔细地检查针具，对不符合质量要求的针具及时剔除。

4）针刺头部穴位时，因头发遮挡出血不易发现，起针时应立即用消毒干棉球按压针孔，避免出血，引起血肿。

5）在针刺过程中，嘱患者不要随意变动体位，避免受到挤压而造成弯针。

（三）意外情况及处理方案

1）由于手法不当，可能造成个别患者局部疼痛或轻度肿胀，甚或青紫瘀斑，疲乏无力，要及时调整手法，以免影响治疗。

2）个别患者因精神紧张、体质虚弱等，可能出现头晕目眩、面色苍白、心慌气短、出冷汗、恶心欲吐、精神疲倦、血压下降、脉沉细等症状，应立即起针，让患者平卧，头部放低，松解衣带，注意保暖。轻者静卧片刻，给予热茶或温开水饮之，即可恢复。重者在行上述处理后，可针刺水沟、内关等穴，即可恢复。

3）出现意外情况时，应进行以上相应的处理，并追踪调查，记录结果。将出现的症状及病情程度、发生日期、频率、持续时间、缓解日期、处理措施、处理经过、处理结果及随访情况等记录于病例观察表上，并且在综合考虑合并疾病、合并用药等方法的基础上，评价其与治疗的相关性，由医师详细记录。

附：验案

案1　王某，女，63岁，退休工人，2016年3月7日初诊。失眠1个月。平日睡眠欠佳，因与家人生气，致彻夜不眠，前晚服3毫克艾司唑仑片（舒乐安定）仍不能入睡。面色少华，眼睑微肿，情绪激动，脉弦，苔薄黄。辨证：患者因精神刺激而致情绪变化，肝失疏泄，情志不畅致失眠。

治法：调卫健脑，疏肝泻火，安神。选用百会、四神聪、申脉、照海、太冲、神门等穴。留针30分钟，患者即发出鼾声。当晚入睡约5小时，治疗3次，即告痊愈。

案2　赵某，男，52岁，干部，2005年11月5日初诊。失眠20余年。由于工作压力大，长期紧张过度导致失眠，每天需服用安眠药方能入睡，晨起有头昏沉、心慌等症，伴脘闷纳差，舌淡苔薄，脉细弱。辨证：患者忧思过度，劳逸失调，耗伤心脾，导致气血不足，心神失养而致失眠。

治法：调卫健脑，养心安神。选用百会、四神聪、申脉、照海、神门、内关、足三里等穴。治疗前测脑血流，收缩期血流峰值流速26.9厘米/秒，经30次治疗后可完全摆脱安眠药，巩固20次，共计治疗50次，诸症悉除，测脑血流，收缩期血流峰值流速增加到62.5厘米/秒。

（河南中医药大学　高崚）

钟氏飞针配合电针、刺络放血治疗失眠技术

本疗法是在中医经络腧穴理论指导下，选取神门、四神聪、风池、三阴交、涌泉等为主穴，运用飞针配合电针、刺络放血以调和阴阳、宁心安神、清热除烦，泻实与补虚兼顾。飞针技术俗称"跑马针""点刺法"。飞针的技术核心是进针快、无痛或少痛，患者易接受，效果亦佳。针刺疗法是将针具刺入皮肉之内，通过刺激人体腧穴激发经气、扶正祛邪、平衡阴阳、疏通经络而起到防治疾病的作用。但金属针具对人体的针刺会带来一定的疼痛感，特别是初次接受针刺的患者，往往对这种刺激更为敏感。对疼痛的恐惧往往是患者拒绝接受针灸治疗的主要原因。为最大限度地减轻患者针刺的痛苦，笔者在参考以往诸多医家丰富经验的基础上，结合多年的临床实践体会，形成独特刺术——钟氏飞针。电针的作用主要是催气、行气，增强针感，加强腧穴安神功能，提高疗效；刺络放血的主要作用是泻热醒神、祛瘀生新、疏通经络以增强疗效。飞针、电针、刺络放血三联法特点是无痛与速效的有机结合，是在前期临床观察有效的基础上为临床提供的一种有效、安全的技术操作规范。

（一）技术操作方法

1. 器械准备

（1）材料特性、性能：针具要求有较高强度和韧性的一次性不锈钢针灸针，针体挺直光滑，针尖锐利。

（2）型号：直径为 0.30 毫米，长度为 1 寸（25 毫米）、1.5 寸（40 毫米）。

2. 详细操作步骤

第一个步骤飞针

（1）体位：患者取俯卧位或仰卧位。

（2）主穴：神门、百会、四神聪、风池、风府、三阴交、涌泉。

（3）配穴：肝郁化火加行间（双侧）、肝俞（双侧）；痰热内扰加中脘；脾胃不和加足三里（双侧）；阴虚火旺加照海（双侧）；心脾亏虚加心俞（双侧）、脾俞（双侧）；心虚胆怯加心俞（双侧）、胆俞（双侧）；瘀血阻络加膈俞（双侧）。

（4）消毒：每个穴位均先用碘酊棉签由内而外消毒一遍，再用 75% 酒精脱碘，消毒范围直径不小于 5 厘米。

（5）操作方法：

1）进针。穴位局部常规消毒后，押手将局部皮肤绷紧，使针刺部位固定，或无须押手，刺手拇、食指紧捏持针柄，中指指腹紧贴针身，针身长者，拇、食指捏持针根或针身，中指指腹紧贴针身，针尖露出手指 0.3 寸左右，对准穴位。进针过程分 2 种：①进针时针体不旋转。刺手通过腕力和指力，在接近穴位时，将针尖迅速弹射刺入穴位约 0.3 寸，刺穿皮部，针飞速刺入穴位后，拇指与食指、中指等其他手指迅速张开，犹如飞鸟展翅，手法属平补平泻，最后将针再刺入所需深度位置。②进针时针体旋转。在进针前拇指内收（向后）、食指配合同时外展（向前），此时针体经搓捻便迅速逆时针转动，当针处于高速旋转状态，并在快速接近穴位时，通过腕力和指力将旋转的针顺势弹刺入穴内，针飞速刺入穴位后，拇指与食指、中指等其他手指迅速张开，犹如飞鸟展翅，刺入约 0.3 寸，即刺穿皮肤（部），手法系泻法，然后将针再刺入所需深度位置。相反，进针时拇指外展（向前）、食指配合同时内收（向后），此时针体便迅速顺时针转动，将旋转的针顺势弹射刺入穴内，手法系补法，其余操作相同。

2）行针。针到达所需深度的位置后，用右手拇指、食指持针柄，细细来回捻搓 3 次，然后张开拇指及其余四指，放 1 次，即施以飞法；3 次捻搓 1 次放开，反复数次（一般 1～5 次），犹如飞鸟展翅，以催气、行气，增强针感。搓放行针时局部有酸、麻、沉、胀等得气感。搓放操作，放时，拇指向前、食指向后（顺时针）属补法，拇指向后、食指向前（逆时针）属泻法，顺时、逆时交替来回各做 1 次，则属平补平泻。

3）主穴操作。神门进针用飞针泻法直刺 0.3 寸，达到位置后，行飞法泻法操作 1 次；百会用 1 寸毫针飞针向前补法平刺进针，刺入 0.5 寸，做飞法补法行针 3 次；四神聪飞针平刺泻法进针，刺入 0.5 寸，针尖朝向百会，做飞法行针 3 次；用 1.5 寸毫针在风池用飞针直刺泻法进针，向风府透刺，进针 1 寸，行飞法泻法操作 3 次；用 1.5 寸毫针在三阴交用飞针补法进针，直刺进针 1 寸，行飞法补法 3 次；用 1 寸毫针在涌泉用飞针平补平泻直刺，进针 0.5 寸，行飞法平补平泻法 1 次。

4）配穴操作同主穴，飞针操作，虚补实泻，虚实不明显平补平泻。

第二个步骤电针

（1）取穴：同侧四神聪与风池相连，左右各1组，共2组。

（2）操作方法：毫针操作完毕后，用G6805电针仪，疏密波，频率2~5赫（Hz），通电后使局部有麻、沉、酸、胀等感觉，代替行针，刺激强度以患者能够承受为宜。

（3）时间：每次通电20分钟。

第三个步骤刺络

（1）取穴：大椎、心俞、肝俞。

（2）操作方法：电针操作完毕，所有穴位起针后，患者取俯卧位，选定刺络放血穴位，局部皮肤常规消毒后，先用三棱针快速点刺局部穴位，散刺5处左右，轻微出血；或用梅花针快速叩刺局部3~5次，以局部红晕稍有渗血为度，然后将火罐迅速拔在刺血部位，火罐吸附后，留置时精心观察出血多少以决定拔罐时间，血少可时间稍长，血多时间缩短。一般每次留罐约5分钟，出血量1~5毫升。起罐后，用消毒纱布或棉球擦净血迹。

3.治疗时间及疗程

毫针及电针每天治疗1次，10天为1个疗程。疗程间隔为3天。刺络放血每隔3~5天1次，1个疗程做1~3次。

4.关键技术环节

1）针刺得气程度要合理掌握，针感要适中，不宜太强。

2）飞针针刺进针要快、准，快就是进针刺穿皮部要快，这样才能产生无痛或少痛的效果，尤其是涌泉、神门，操作时，尽量减少针刺疼痛感，手法要快而轻柔，让患者能耐受。准就是进针穴位部位要准确。

3）刺络放血时，用三棱针点刺、梅花针叩刺，速度要快，刺激轻重要适中，以患者能忍受为度。

4）患者治疗体位，仰卧位与俯卧位隔次交替进行，即一次仰卧位，下一次俯卧位。因体位受压而不能留针的穴位，采用快针、不留针，即针刺行补泻手法得气后即起针。

5. 适应证

符合西医神经衰弱的诊断标准，且符合中医失眠的诊断标准，诊断明确，年龄在 16～75 岁者，均可采用本法治疗。

6. 禁忌证

1）有严重心、脑、肝、肾等脏器合并症，并严重危及生命，或体质极度虚弱者；有凝血功能障碍者；有肝炎、肺结核、艾滋病等感染性疾病的患者；安装心脏起搏器者；皮肤有创伤、溃疡的患者等。

2）妊娠或哺乳期患者。

3）非以失眠为主症的、继发于其他疾病者。

（二）注意事项

1）初次治疗选穴宜少，手法宜轻，治疗前要消除患者对针刺手法治疗的顾虑，同时选择舒适持久的体位，避免出现晕针。

2）针刺手法应严格按照要求进行操作，避免手法过重造成局部疼痛等。

3）加用电针前，应认真检查电针仪质量，防止在通电过程中因仪器故障而出现电量过大或过小引起患者不适而影响治疗。

4）暑伏夏季，刺络放血量宜少。

（三）意外情况及处理方案

1）由于手法不当，可能造成个别患者局部疼痛或轻度肿胀，或青紫瘀斑，甚或疲乏无力。要及时调整手法，以免影响治疗。

2）个别患者因精神紧张、体质虚弱等，可能出现头晕目眩、面色苍白、心慌气短、出冷汗、恶心呕吐、精神疲倦、血压下降、脉沉细等症状，应立即起针，让患者平卧，头部放低，松解衣带，注意保暖。轻者静卧片刻，给予热茶或温开水饮之，即可恢复。重者在行上述处理后，可针刺水沟、内关等穴，即可恢复。

3）出现意外情况时，应进行以上相应的处理，并追踪调查，记录结果。将出现的症状及病情程度、发生日期、频率、持续时间、缓解日期、处理措施、处理经过、处理结果及随访情况等记录于病例观察表上，并且在综合考虑合并疾病、合并用药等方法的基础上，评价其与治疗的相关性，由医师详细记录。

附：验案

案1　赵某，男，50岁。以失眠15年，加重3个月为主诉，来针灸科就诊。15年前患者因情志不遂引起失眠，虽经多方治疗，靠服地西泮片（安定）来维持睡眠，病情时轻时重，疗效欠佳，近3个月来，病情明显加重，每晚睡前服1毫克艾司唑仑片亦未见好转。现症见：入睡困难，寐而易醒，醒后难以入睡，夜寐梦多，经常彻夜难眠，胸闷心烦，心悸健忘，神疲食少，头晕目眩，四肢倦怠，口苦痰多，舌淡红，苔黄腻，脉细。辨证：不寐，心脾两虚合痰热内扰证，属重度失眠。

治法：采用飞针配合电针、刺络放血法。主穴为神门、四神聪、风池、三阴交、涌泉。配穴为心俞、脾俞、中脘。电针取穴为风池、四神聪。刺络放血法取穴为大椎、心俞、肝俞。第1个疗程每隔3天左右放血1次，每个疗程操作3次，第2个疗程每隔4天左右放血1次，每个疗程操作2次。治疗1个疗程后，症状明显好转，西药艾司唑仑已停服；2个疗程后，失眠症状消失，随访3年未发，病愈。

案2 李某，女，35岁。以失眠6年，加重1个月为主诉，来针灸科就诊。现症见：心烦不寐，夜寐梦多，头晕耳鸣，心悸健忘，腰酸，舌红，苔少，脉细数。辨证：不寐，阴虚火旺证，属中度失眠。

治法：采用飞针配合电针、刺络放血法辨证治疗。其中放血每4天左右1次，1个疗程中放血2次。经治1个疗程后，失眠症状消失，随访3年未复发，病愈。

（安阳市中医院 钟磊）

浅针配合开天门手法治疗失眠技术

失眠属中医"不寐"范畴,与心、肝、脾、肾等脏器的阴阳失调有关,故治疗上以调整阴阳为主。而浅针手法刺激量轻,故能激发经气,从而达到调和阴阳的目的。因此,掌握浅针的补泻手法是治疗的关键。另外在取穴上,因督脉"入络于脑,其支脉络肾属心""脑为元神之府",故取督脉穴位为主,百会隶属督脉,诸阳之会,故能疏通经脉、宁心安神;取山根穴,山根穴所处位置的基底部是鼻咽腔,与上颌窦、额窦、蝶窦及筛窦有直间接联系,所以山根穴实际上是连接1腔4窦的中心,故当在该穴施以推刮针柄所产生震动手法时,通过1腔4窦的共鸣作用,使其针感效应波及的范围更加广泛,更易达到预期刺激量,从而起到疏通经络、引导气血和调节脑部功能的作用;神门为心经原穴,"心主神志",故取之以增强疗效,该技术为临床提供一种有效、安全的技术操作规范。

(一)技术操作方法

1. 器械准备

(1)材料特性、性能:针具要求有较高强度和韧性的一次性不锈钢针灸针,针体挺直光滑,针尖锐利。

(2)型号:直径为0.30毫米,长度为1寸(25毫米)。

2.详细操作步骤

（1）体位：患者取仰卧位。

（2）主穴：山根、百会、安眠（经外奇穴）、内关、神门。

（3）配穴：心脾两虚加心俞、脾俞、三阴交；心胆气虚加心俞、胆俞、丘墟；阴虚火旺加太冲、太溪、涌泉；肝郁化火加行间、太冲、风池；痰热内扰加中脘、丰隆、内庭。

（4）消毒：每个穴位均先用碘酊棉签由内而外消毒一遍，再用 75% 酒精脱碘，消毒范围直径不小于 5 厘米。

（5）操作方法：以右手食、中两指夹住针柄，右手拇指指腹轻抵针尾，然后把针尖点按在穴位表皮上，通过右手中指指甲在针柄上做上刮下推的运作，使针柄快速持续振动，产生柔和均匀的震颤刺激经穴，以致其气，如此周而复始、下而复上地连续刮推 9 次为 1 个刺激量，根据病之轻重及所针穴位在治疗作用上所起主次关系，可刮推 9 的倍数，然后根据辨证施以补泻手法。

（6）补泻手法：①泻法，操作时上刮重、下推轻，即重刮轻推，当完成 1 个或数个刺激量后，拇指离开针尾，以食、中指夹住针柄，针尖停留在穴位上，逆时针方向旋转针柄 6 次。②补法，操作时上刮轻、下推重，即轻刮重推，当完成 1 个或数个刺激量后，食、中指离开针柄，以拇指指腹轻点针尾 9 次。

（7）开天门手法：浅针操作完毕后于患者头面部施开天门推拿手法。

1）沿印堂至神庭双手拇指指腹交替推抹 36 次。

2）沿印堂至百会双手拇指指尖并排推抹 6 次。

3）沿印堂至太阳双手拇指指腹双侧同时推抹 36 次。

4）沿印堂至头维双手拇指指腹双侧同时推抹 36 次。

5）用拇指指尖点按百会 72 次。

6）双侧食、中指分别点按安眠、风池，同时拇指点按太阳 72 次。

3. 治疗时间及疗程

每天治疗 1 次，10 次为 1 个疗程，一般治疗 2～3 个疗程。每疗程间隔 3～5 天。

4. 关键技术环节

1）浅针的操作比较安全，对于一般认为毫针针刺禁忌证亦可应用，在具体临床应用当中，必须反复实践，反复揣摩，方熟能生巧，真正做到得心应手，总之，手法熟练是基础，认真体会患者针感，从中领悟浅针手法的精髓所在是重中之重。

2）浅针治疗时由于患者痛苦较小，无恐惧的心理，很少发生晕针，所以患者较乐于接受，对体弱的患者、老人、小孩尤为适宜，操作时注意患者的配合。

（3）浅针应用时操作过程需时较久，在整个操作过程中，要求施术者必须专心、耐心、细心。

5. 适应证

凡是符合西医神经衰弱症的诊断标准，且符合中医失眠的诊断标准，诊断明确，年龄在 18～65 岁者，均可采用本法治疗。

6. 禁忌证

1）合并有心血管、脑血管、肝、肾和造血系统等严重危及生命的原发

性疾病及精神病患者；某些感染性疾病，如艾滋病和肝炎等，以及溃疡性皮肤病和血液病患者。

2）妊娠或哺乳期患者。

3）不是以失眠为主的其他相关病症的患者。

（二）注意事项

1）患者对针刺有严重的惧怕、畏痛情绪及晕针者禁用本法。

2）要明确辨证，辨清阴阳、表里、虚实、寒热以确定选穴及补泻手法。

3）取穴要准，刺激手法要保持相对恒定，推刮刺激从弱到强，使患者感到舒适为宜，切勿用强刺激使患者感到局部疼痛而影响疗效。

4）增强患者对治疗的信心，坚持治疗。

5）治疗过程需时较久，注意与患者的配合。

（三）意外情况及处理方案

1）浅针手法操作不当，可能会造成患者治疗部位局部疼痛或轻度肿胀，要及时调整手法，以免影响治疗。

2）个别患者因精神紧张、体质虚弱等，操作过程中可能出现头晕目眩、面色苍白、心慌气短、出冷汗、恶心欲吐等晕针症状，应立即停止治疗，让患者平卧，轻者静卧片刻，给予热茶或温开水饮之，即可恢复。重者在行上述处理后，可针刺水沟、内关等穴，即可恢复。

3）开天门手法操作时，可能会出现手法过重患者不适应的情况，要及时调整手法，以患者感觉舒适为宜。

4）出现意外情况时，应进行以上相应的处理，并追踪调查，记录结果。将出现的症状及病情程度、发生日期、频率、持续时间、缓解日期、处理措施、处理经过、处理结果及随访情况等记录于病例观察表上，并且在综合考虑合并疾病、合并用药等方法的基础上，评价其与治疗的相关性，由医师详细记录。

附：验案

案　郑某，女，39岁。2020年4月23日初诊。失眠伴头痛6个月，多梦，心悸，健忘，白天精神恍惚，食欲欠佳，口干而苦，舌红苔黄，脉弦数。辨证：患者忧思过度，劳逸失调，耗伤心脾，导致气血不足，心神失养而致失眠加头痛。

治法：取山根、百会、印堂、神门、内关、太冲、阳陵泉等穴，其中山根、百会、印堂、神门、内关用补法，太冲、阳陵泉用泻法，浅针治疗完毕即行开天门推拿手法。治疗第1天，患者自觉做梦明显减少，睡眠时间超过以往，次日精神清爽，食欲倍增。治疗2个疗程痊愈，随访6个月未复发。

（郑州市中心医院　庞青民）

升阳通督针法治疗中风技术

升阳通督针法是在经络理论指导下，以针刺督脉经穴及太阳经穴为主的一种治疗中风（脑卒中）的针刺法。选取神庭透上星、百会、大椎、至阳、命门、五脏俞，运用针刺及特殊的行针手法，旨在升阳通督从阳论治中风病。督脉总督一身阳气，通调督脉，通督以升阳，提振一身阳气，调整脏腑的功能，以五脏六腑化生的水谷精气充养脑府，达到通督调神开窍、改善五脏的功能，进而改善中风（脑卒中）患者的脑功能及运动功能。

（一）技术操作方法

1. 器械准备

（1）材料特性、性能：针具要求有较高强度和韧性的一次性不锈钢针灸针，针体挺直滑利，能耐高热、防锈，不易被化学物品腐蚀。

（2）型号：直径为0.30毫米，长度为1.5寸（40毫米）、2寸（50毫米）、3寸（75毫米）。

2. 详细操作步骤

（1）体位：患者取俯卧位或侧卧位。

（2）主穴：神庭、上星、百会、大椎、至阳、命门、肺俞、心俞、肝俞、脾俞、肾俞。

（3）配穴：肝阳上亢加太冲、行间（双侧）；脾肾阳虚加肾俞、脾俞加用温针灸（双侧）；痰热腑实加丰隆、阴陵泉（双侧）；上肢不遂加尺泽、内关；下肢不遂加环跳、委中、三阴交；舌强语謇点刺舌面、金津、玉液。

（4）消毒：每个穴位均先用碘酊棉签由内而外消毒一遍，再用75%酒精脱碘，消毒范围直径不小于5厘米。

（5）操作方法：

1）进针。用右手拇、食、中三指持3寸毫针在神庭沿督脉向上星、百会透刺；持1.5寸毫针，在大椎、至阳、命门直刺进针1~1.5寸；用1.5寸毫针在肺俞、心俞、肝俞、脾俞、肾俞直刺1寸。进针后，施以基本行针手法，使穴位有酸、胀感。

2）行针。对大椎、至阳、命门的毫针施以捻转行针手法，平补平泻，捻转幅度为180°，捻转频率为240次/分，捻转时间每穴持续2分钟。其余穴位不捻转。行针结束后，留针30分钟后取出。

3.治疗时间及疗程

每天针刺1次，每次取9个主穴，按辨证联合配穴，5天为1个疗程。休息2天后，继续第2个疗程的治疗，连续治疗4个疗程。

4.关键技术环节

1）行针时捻转频率要严格操作，行针过程保持频率一致，不可渐强或渐弱。

2）针刺刺激程度要合理掌握，以量足、和缓为主。

3）捻转时避免提插，注意患者耐受情况。

5.适应证

符合西医脑卒中的诊断标准，且符合中医中风的诊断标准，诊断明确，均可使用本治疗方法。包括阳虚所致的其他神志病，亦可采用本法治疗。

6禁忌证

1）合并有心血管、肝、肾和造血系统等严重危及生命的原发性疾病及精神病患者；某些感染性疾病，如艾滋病和肝炎等，以及溃疡性皮肤病和血液病患者。

2）妊娠或哺乳期患者。

3）脑出血所致中风重度昏迷的患者。

（二）注意事项

1）嘱患者采取适宜的体位，为便于操作，以俯卧位为宜。对于长期俯卧不耐受的患者，可采用侧卧位。

2）针刺手法应严格按照要求进行操作，注意操作规范，切勿提插，避免毫针深入皮肤造成疼痛或损伤脊髓。

3）针刺前应认真仔细地检查针具，对不符合质量要求的针具及时剔除。应选取适宜长度的毫针进行操作，避免因毫针过长而难以达到捻转频率。

4）针刺头部穴位时，因头发遮挡出血不易发现，起针时应立即用消毒干棉球按压针孔，避免出血，引起血肿。

5）在针刺过程中，嘱患者不要随意变动体位，避免受到挤压造成弯针。

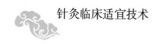

（三）意外情况及处理方案

1）由于手法不当，可能造成个别患者局部疼痛或轻度肿胀，甚或青紫瘀斑、疲乏无力。要及时调整手法，以免影响治疗。

2）个别患者因精神紧张、体质虚弱等，可能出现头晕目眩、面色苍白、心慌气短、出冷汗、恶心欲吐、精神疲倦、血压下降、脉沉细等症状，应立即起针，让患者平卧，头部放低，松解衣带，注意保暖。轻者静卧片刻，给予高糖、热茶或温开水饮之，即可恢复。重者在行上述处理后，可针刺水沟、内关等穴，即可恢复。

3）出现意外情况时，应进行以上相应的处理，并追踪调查，记录结果。将出现的症状及病情程度、发生日期、频率、持续时间、缓解日期、处理措施、处理经过、处理结果及随访情况等记录于病例观察表上，并且在综合考虑合并疾病、合并用药等方法的基础上，评价其与治疗的相关性，由医师详细记录。

附：验案

案　顾某，男，73岁，2020年10月23日初诊。左侧肢体活动不灵伴言语不利4个月余。患者于2020年6月4日在家中无明显诱因突发左侧肢体软弱无力，言语不清，当时无呕吐、视物不清、二便失禁等症状，家属遂送至省中医院就诊，入院后行头颅CT（计算机断层扫描）示：右侧大脑半球大脑中动脉区见大片状低密度影，诊断急性脑梗死，予阿替普酶静脉溶栓、行经皮穿刺动脉造影＋脑动脉取栓术。术后予以降颅压、改善脑血管循环、脑梗死二级预防等治疗后症状好转出院。出院后仍遗左侧肢体活动不灵，言语稍含糊不清。后在省中医院等行康复治疗，症状逐渐改善。

现为进一步治疗到门诊就诊，现症见：左侧肢体活动不利，言语稍含糊不清，口角稍向右㖞斜，无饮水呛咳及吞咽困难，无头痛、头晕、恶心、呕吐、呼吸困难、心悸等症状。神清，纳可，睡眠欠佳，二便调。舌暗，苔薄白，脉沉涩。查体：一般情况尚可，心、肺、腹无明显异常。神志清楚，对答切题，查体欠合作，言语稍含糊不清。双侧瞳孔等大等圆，对光反射灵敏，双侧眼球活动正常。左侧额纹、鼻唇沟稍浅，口角向右㖞斜，伸舌偏右。左侧肢体肌力增高，上肢肌力 3 级、下肢肌力 2 级。右侧肢体肌力、肌张力正常。左侧指鼻试验、跟膝胫试验欠稳准。生理反射存在，病理反射未引出。辨证为中风，气虚血瘀证。西医诊断为脑梗死后遗症期（右侧顶颞额叶）；左侧偏瘫。

治法：升阳通督，益气活血。取督脉、太阳经及患侧肢体穴位为主。主穴为大椎、至阳、命门、神庭、上星、百会、肺俞、心俞、肝俞、脾俞、肾俞。配穴为患侧内关、尺泽、极泉、委中、三阴交，双侧血海、足三里、合谷、地仓、颊车，金津、玉液。按照升阳通督针刺手法操作，大椎、至阳、命门每穴捻转 2 分钟，捻转频率 240 次/分，神庭透上星、百会，每天 1 次。各穴留针 30 分钟。点刺舌面、金津、玉液，肾俞、脾俞加灸。

二诊：用上法针刺 10 次后，患者面瘫症状较前明显改善，左侧上肢肌力 4⁻级，下肢肌力 3 级，余无特殊不适。舌暗，苔薄白，脉沉缓。继续按前方治疗，去点刺舌面、金津、玉液，加太溪、照海、气海。

三诊：治疗 1 个月后，左侧肢体肌力较前明显增强，肌张力恢复正常，余无特殊不适。舌淡红，苔白，脉沉缓。继续按前方治疗，捻转频率稍低，取 180 次/分，余法同前，留针 30 分钟。

本案中，患者年过七旬，脏腑功能失调，肝肾之气亏损，阳气既衰，则脉络空虚，不能抵御风邪，加之阳虚鼓动无力，气血不足，则血行乏力，脉络痹阻，脑窍失养，发为中风病。舌暗，苔薄白，脉沉涩，辨为气虚络瘀证。病程日久，病性为虚实夹杂，病位在脑，病机为阳气渐亏，风邪入中。故治疗以升阳通督，益气活血为主。

《难经·二十八难》云："督脉者，起于下极之俞，并于脊里，上至风府，入属于脑。"故取督脉穴位大椎、至阳、命门，施以捻转手法，通调督脉，提振阳气，以通督升阳，直达病所；神庭居头颅之上，为人神所出入处，沿督脉向上星、百会透刺，一针通三穴，可振奋诸阳、益气调神；足太阳膀胱经循行于人体背部，统摄一身之阳，且《灵枢·经脉》曰："膀胱足太阳之脉……从巅入络脑。"其与大脑密切相关，肺俞、心俞、肝俞、脾俞、肾俞为各个脏腑在体表的穴位反应点，脏腑之气在此输注汇聚，为调节脏腑机能之要穴，故可扶正补虚，通调五脏六腑，润养筋脉，养脑益髓；内关、尺泽、极泉、委中、三阴交疏通经络，促进肢体康复；血海、足三里益气活血，肾俞、脾俞加灸更奏补益之功；合谷、地仓、颊车局部取穴与循经取穴共用，疏调气血，活血通络；点刺舌面、金津、玉液，疏通经气，以利声门。二诊时加太溪、照海，滋补肾阴，阴中求阳。三诊患者病缓，捻转频率可稍低，故治疗时应辨证施术，不可拘泥于一法。全方以通督调神、补益气血为主，诸穴配伍，共奏升阳祛邪、疏经通络之功。

（云南中医药大学第一附属医院　施静）

补阳通络电针法治疗中风后偏瘫技术

补阳通络电针法是在中医基础理论指导下，选取手足三阳经的腧穴。阳明经为多气多血之经，阳明经气血通畅，正气旺盛，则运动功能易于恢复，故在三阳经中又以阳明为主。上肢选取肩髃、曲池、外关、合谷，下肢选取环跳、阴市、阳陵泉、足三里、解溪。加用电针，目的在于加强疏通经络、调和气血的作用，促进康复。

（一）技术操作方法

1.器械准备

针具：

（1）材料特性、性能：针具要求有较高强度和韧性的一次性不锈钢针灸针，针体挺直滑利，能耐高热、防锈，不易被化学物品腐蚀。

（2）型号：直径为0.30毫米，长度为1寸（25毫米）、1.5寸（40毫米）、3寸（75毫米）。

超声低频电治疗仪：

（1）材料特性、性能：超声波治疗头为单一的集束超声头，将超声波能量汇聚在一个超声头上，通过颅骨进行治疗；肌电刺激要求具备大于或等于7种不同治疗模式，用于患者神经功能康复重建。

（2）型号：ZL-C-300。

2.详细操作步骤

（1）体位：患者取仰卧位。

（2）主穴：肩髃、曲池、外关、合谷、环跳、阴市、阳陵泉、足三里、解溪。

（3）配穴：上肢可加臂臑、手三里等穴；下肢加风市、悬钟、太冲等穴。病程日久，上肢宜加大椎、颈夹脊等穴；下肢宜加腰阳关、腰夹脊等穴。肘部肌张力高加曲泽；腕部肌张力高加大陵；膝部肌张力高加曲泉；踝部肌张力高加太溪；手指肌张力高加八邪；足趾肌张力高加八风；语言謇涩加廉泉、颊车、地仓，颊车、地仓加电针。

（4）消毒：每个穴位均先用碘酊棉签由内而外消毒一遍，再用75%酒精脱碘，消毒范围直径不小于5厘米。

（5）操作方法：右手持针，用3寸毫针在肩髃斜向下刺，进针1.5寸，快速捻转1分钟，局部产生酸、胀感；用1.5寸毫针在曲池、阴市、阳陵泉、足三里直刺1寸，行捻转手法1分钟，局部产生酸、胀、沉感；用1寸毫针在外关、合谷直刺进针0.7寸，用1寸毫针在解溪斜刺进针0.7寸。

（6）电针：第1组选取下肢阴市和足三里；第2组选取上肢肩髃和曲池，上肢外关和合谷，下肢阳陵泉和解溪。第1组先通电，15分钟后换第2组，共留针30分钟，其间不再行针。

（7）超声治疗：采用频率为800赫的超声波，强度为1瓦/厘米^2，4个探头涂有耦合剂，分别置于患侧颞叶、双侧颈总动脉、椎基底动脉，每天1次，每次20分钟，每周5次，2周为1个疗程，2个疗程后评定疗效。

（8）低频电治疗：治疗时，将4个涂抹导电糊的电极板分别置于患侧上肢的臂臑、曲池或外关处，下肢的阴市、足三里或悬钟处，用弹性带固定，电刺激处方（治疗仪上）选2，刺激强度以患者能耐受为准。

3. 治疗时间及疗程

1）每天针刺1次，每次取8个穴位（上肢4个，下肢4个），10天为1个疗程。疗程结束休息5天后，继续第2个疗程的治疗，可根据病情连续治疗多个疗程。

2）超声与瘫痪肢体的低频电治疗同时进行，每次20分钟。每天1次，连续10次为1个疗程。

4. 关键技术环节

1）针刺治疗的时间以上午为好。

2）针刺得气程度要合理掌握，根据患者能耐受的程度为准。

3）通电强度要以患者能耐受为准，在患者能耐受的程度内开得越大效果越好。

5. 适应证

符合西医脑卒中的诊断标准，且符合中医中风的诊断标准，诊断明确，年龄在35~80岁者，均可采用本法治疗。

6. 禁忌证

1）合并有心血管、脑血管、肝、肾和造血系统等严重危及生命的原发性疾病及精神病患者；某些感染性疾病，如艾滋病和肝炎等，以及溃疡性皮肤病和血液病患者。

2）妊娠或哺乳期患者。

3）不是以中风后偏瘫为主的其他相关病症的患者。

（二）注意事项

1）初次治疗手法要轻，治疗前要消除患者对针刺手法治疗的顾虑，选择舒适的仰卧位，避免由于过度紧张而造成晕针。

2）针刺手法应严格按照要求进行操作，避免由于手法过重或时间过长，造成局部疼痛或轻度肿胀，甚或青紫瘀斑、疲乏无力等。

3）针刺前应认真仔细地检查针具，对不符合质量要求的针具及时剔除。

4）起针时立即用消毒干棉球按压针孔，避免出血，引起血肿。

5）在针刺过程中，嘱患者不要随意变动体位，避免受到挤压造成弯针或断针。

6）电量大小要由小到大逐渐增加，并及时和患者沟通，以患者能承受为准。

（三）意外情况及处理方案

1）个别患者因起针时未及时按压针孔，造成局部血肿、青紫、疼痛。起针时要注意观察针孔有无出血，若有出血，要及时按压针孔止血。

2）有的患者因瘫痪不能活动，所以心情烦躁，再加上有认知障碍，因此不能保持扎针后的体位，极易造成弯针。要事先跟患者和家属沟通好，保持针刺后的体位不变。如出现弯针情况，轻者必须轻摇针体，顺着弯曲方向将针退出；重者应嘱患者恢复原来的体位，使局部肌肉放松，再行退针。

3）若针具质量太差，发生断针情况，如折断处针身尚有部分暴露出表皮外面，用右手执镊子夹住断端取出；如断针残端已完全陷入肌肉层者，应在 X 线下定位，立即施行外科手术取出。

附：验案

案 1 宋某，女，76 岁，2019 年 7 月 6 日初诊。右侧肢体不遂 1 年余。患者于 1 年前突然发现右侧半身不遂，语言不利，到某省级医院就诊，经 CT 检查提示脑梗死，入院治疗 50 多天，病情好转出院，但留有明显的右侧肢体活动不便，走路跛行不稳，右上肢只能抬肩，不能上举，右手不能持物。中医查体所见观其形体丰满，面色黄胖，手足厥冷，腹胀便溏，小便频数，舌体胖大，舌苔暗淡，苔薄白多津，脉沉缓乏力。心电图示心率 56 次 / 分，心动过缓，血压 100/60 毫米汞柱。辨证：本例患者年高体弱，由形体丰满，面色黄胖，手足厥冷，腹胀便溏，小便频数，舌体胖大，观之实属脾虚湿盛之体。由舌体暗淡，苔薄白多津，脉沉缓乏力，再参考心动过缓，血压偏低，说明属气虚血瘀。所以本案中风后遗症的主要病因病机应是气虚血瘀，脾虚湿盛，痰湿阻滞。

治法：治宜益气活血，健脾利湿，化痰通络。补阳通络电针法配合超声低频电治疗。①电针治疗。主穴为肩髃、曲池、外关、合谷、阴市、足三里、阳陵泉、解溪。补脾益气化痰配脾俞、丰隆。用 2 寸毫针在肩髃斜向下刺，进针 1.5 寸，快速捻转 1 分钟，局部产生酸、胀感；用 1.5 寸毫针在曲池、阴市、阳陵泉、足三里直刺 1 寸，行捻转手法 1 分钟，局部产生酸、胀、沉感；用 1 寸毫针在外关、合谷直刺进针 0.7 寸，用 1 寸毫针在解溪斜刺进针 0.7 寸。加电针时，第 1 组选取上肢肩髃和曲池，下肢阴市和足三里；第 2 组选取上肢外关和合谷，下肢阳陵泉和解溪。第 1 组先通电，15 分钟后换第 2 组，共留针 30 分钟，其间不再行针。②超声低频电治疗。超声治疗可采用频率为 800 赫的超声波，强度为 1 瓦 / 厘米²，4 个探头涂有耦合剂，分别置于患侧颞叶、双侧颈总动脉、椎基底动脉，每天 1 次，每次 20 分钟，每周 5 次，2 周为 1 个疗程，2 个疗程后评定疗效。低频电治疗可将 4 个涂抹导电糊的电极板分别置于患侧上肢的臂臑、曲池处；下肢的阴市、足三里处，用弹性带固定，电刺激处方选 2，刺激强度以患者能耐受为准。

二诊：治疗 1 个疗程后，自觉走路患腿较前有力，比以前稳当多了；患侧上肢已能摆动，但仍不能高举，手亦不能持物，四肢仍觉稍凉，全身较前有力。舌苔较前正常，脉仍沉缓无力。针刺选穴用臂臑替换肩髃，用环跳替换阴市，其余治疗不变。

三诊：继续治疗 1 个疗程后，走路已无大碍；患侧上肢已能举过头顶，右手已能持物，但不灵活，四肢已觉温暖，饮食及大便比较正常，脉象较有力。治法不变，继续巩固治疗 1 个疗程。

3 个月后电话随访，生活完全自理。

中风后遗症患者多为年高体弱、病程较长的患者，多为缺血性中风（脑梗死或脑血栓形成）患者，正气亏虚，气虚血瘀，经络不通者居多。本案患者年过七旬，除中风后遗症主症半身不遂外，伴见腹胀便溏，手足厥冷，说明脾肾阳气已虚。故其治疗为补阳气，活血通络；阳气恢复，气血充足，经络通畅，诸症自除。所以保证气血充足、通畅，是治疗中风全过程的关键所在。

案 2　丁某，女，73 岁，2018 年 11 月 24 日初诊。左侧肢体不遂伴语言不清18年，加重2年。患者从18年前患脑梗死，至今先后4次住院治疗，皆好转出院。脑部 MRI（磁共振）提示广泛性脑梗死，脑白质脱髓鞘，脑组织软化，脑萎缩。虽经多家医院治疗，但近2年来病情日渐加重。中医查体所见，形体较胖，面色潮红，左下肢步态不稳，左上肢活动受限，左手不能持物，语言不清，并见胸闷，气短，反应迟钝，自觉足冷，舌质淡红，苔薄白缺津，脉沉细而虚。辨证：本例患者年事已高，气血双亏，肾气日衰，加之久病多虚，久病及肾，致使下元虚惫，肾之阴阳俱不足，肾虚不能藏精主骨生髓，则筋骨失养，故见步态不稳，活动受限，不能持物等症；肾足少阴之脉，夹舌本，肾虚则精血不能上承，痰浊随虚阳上泛堵塞舌窍，故语言不清；阴虚内热，虚阳上犯，故而面色潮红，肾阳亏虚，不能温煦于下，所以患者自觉足冷；肾阳不足，心阳失助，气血推动乏力，心脉瘀阻不畅，故有胸闷、气短之症。反应迟钝一症，可能由于以下两方面的原因，一是肾虚不能生髓充脑，则髓海不足；二是肾虚水湿上泛，聚湿生痰，痰浊随虚阳上泛阻滞脑窍，故而反应迟钝也。舌淡红，苔白缺津，脉沉细而虚，皆阴阳两虚之象也。所以本案中风后遗症的主要病因病机是下元虚惫，下寒上热，痰蒙清窍。

治法：治宜疏通经络，化痰开窍，滋阴壮阳。补阳通络电针法配合超声低频电治疗。①电针治疗。主穴为肩髃、曲池、外关、合谷、阴市、足三里、阳陵泉、解溪。语言謇涩加廉泉、颊车、地仓；滋肾阴、补肾阳加肾俞、太溪，化痰开窍加丰隆。用2寸毫针在肩髃斜向下刺，进针1.5寸，快速捻转1分钟，局部产生酸、胀感；用1.5寸毫针在曲池、阴市、阳陵泉、足三里直刺1寸，行捻转手法1分钟，局部产生酸、胀、沉感；用1寸毫针在外关、合谷直刺进针0.7寸，用1寸毫针在解溪斜刺进针0.7寸。第1组选取上肢肩髃和曲池，下肢阴市和足三里。第2组选取上肢外关和合谷，下肢阳陵泉和解溪。第1组先通电，15分钟后换第2组，共留针30分钟，其间不再行针。②超声低频电治疗。超声治疗可采用频率为800赫的超声波，强度为1瓦/厘米²，4个探头涂有耦合剂，分别置于患侧颞叶、双侧颈总动脉、椎基底动脉，每天1次，每次20分钟，每周5次，2周为1个疗程，2个疗程后评定疗效。低频电治疗可将4个涂抹导电糊的电极板分别置于患侧上肢的臂臑、曲池或外关处；下肢的阴市、足三里或悬钟处，用弹性带固定，电刺激处方选2，刺激强度以患者能耐受为准。

二诊：治疗1个疗程后，精神较好，胸闷、气短明显减轻，走路较前稍稳当一些，余症如故。即时血压125/60毫米汞柱。针刺选穴用臂臑替换肩髃，用环跳替换阴市；低频电治疗曲池，悬钟替换足三里；其余治疗不变。

三诊：又治疗1个疗程后，说话声音较大，语言较前清晰；左侧上肢、下肢活动较前自如，能到公园活动锻炼，脉象较前有力，但近来食欲有所下降。配穴加中脘健脾胃，其余治疗不变。

四诊：又治疗1个疗程后，患者精神较好，左侧上肢、下肢活动比以前灵活，已能在他人陪伴下上街赶集买菜，语言交流也比较正常，食欲大大增加。

中风后遗症的辨证并不难，但病因病机比较复杂。该例患者年事已高，气血双亏，肾气日衰，加之久病多虚，久病及肾，致使下元虚惫，上热下寒，痰蒙清窍，诸症丛生。本案的治疗，以补阳通络电针治疗配合超声低频电治疗，电针选穴肩髃、曲池、外关、合谷、阴市、足三里、阳陵泉、解溪补阳益气生津，疏通经络。加廉泉、颊车、地仓治语言謇涩；加肾俞、太溪滋肾阴、补肾阳；加丰隆化痰开窍。再配合超声低频电治疗改善循环，加强补益气血，疏通经络作用，则中风可愈。

（河南中医药大学第三附属医院　刘明）

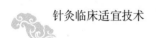

通脉活血针刺法治疗中风的技术

本法是在经络理论的指导下，根据临床经验总结而成。经络具有运行气血、濡养周身及协调阴阳的作用。气血在全身各部的输布有赖于经络的运行。无论是"宗气""元气""营气"还是"卫气"，必须经过经络营运于周身，使得气血"内溉脏腑，外濡腠理"，从而使体内的脏腑和体表的五官九窍、皮肉筋骨，均能息息相通，协调一致。本法在临证时，选用内关、人中、三阴交、极泉、委中、尺泽等穴以达疏通经络、调和阴阳的目的。

（一）技术操作方法

1. 器械准备

（1）材料特性、性能：针具要求有较高强度和韧性的一次性不锈钢针灸针，针体挺直滑利，能耐高热、防锈，不易被化学物品腐蚀。

（2）型号：直径为 0.30 毫米，长度为 1 寸（25 毫米）、1.5 寸（40 毫米）、2 寸（50 毫米）。

2. 详细操作步骤

（1）体位：患者取卧位或坐位。

（2）主穴：中风患者，只要病情稳定，应尽早实施针刺治疗。针对患者神昏、偏瘫、失语、吞咽困难为主症，施以通脉活血针刺法配头皮针法。

通脉活血针刺法：主穴为内关、人中、三阴交、极泉、委中、尺泽。呛咳、吞咽障碍加风池；语言不利加廉泉、金津、玉液；手指握固加合谷以及其他穴位。根据患者病情可另配用其他穴位。

头皮针法：主穴为顶颞前斜线、顶颞后斜线、颞前线、枕上正中线、枕上旁线、枕下旁线。患者采取坐位或卧位，常规消毒后选直径 0.30～0.35 毫米，长 1.5～2 寸毫针，与皮肤呈 30° 角，用夹指进针法，快速刺入帽状腱膜下，后缓缓推进至相应长度，用捻转手法,200 次 / 分，亦可用滞针手法，使患者头部有紧胀感。

（3）消毒：每个穴位均先用碘酊棉签由内而外消一遍，再用 75% 酒精脱碘，消毒范围直径不小于 5 厘米。

（4）操作方法：用右手拇、食、中三指持 1.5 寸毫针，局部产生酸、胀、沉感，留针 30 分钟，其间行针 2 次。

3. 治疗时间及疗程

每天针刺 1 次，根据患者病情配穴,10 天为 1 个疗程。休息 2 天后，继续第 2 个疗程的治疗，连续治疗 3 个疗程。

4. 关键技术环节

1）针刺得气程度要合理掌握，以维持和缓的得气，针感不宜太强，也不能太弱。

2）年老体弱者不宜深刺。

5. 适应证

符合西医脑卒中的诊断标准，且符合中医中风诊断标准，诊断明确，年龄在35~80岁者均可采用本法治疗。

6. 禁忌证

1）某些感染性疾病，如艾滋病和肝炎等，以及溃疡性皮肤病和血液病患者。

2）不是以中风为主的其他相关病症的患者。

3）深静脉血栓患者。

（二）注意事项

1）初次治疗选穴宜少，手法要轻。

2）针刺手法应严格按照要求进行操作，避免由于手法过重或时间过长，造成局部疼痛或轻度肿胀，甚或青紫瘀斑、疲乏无力等。

3）针刺前应认真仔细地检查针具，对不符合质量要求的针具及时剔除。

4）针刺头部穴位时，因头发遮挡出血不易发现，起针时应立即用消毒干棉球按压针孔，避免出血，引起血肿。

5）在针刺过程中，嘱患者不要随意变动体位，避免受到挤压造成弯针。

（三）意外情况及处理方案

1）由于手法不当，可能造成个别患者局部疼痛或轻度肿胀，甚或青紫瘀斑、疲乏无力。要及时调整手法，以免影响治疗。

2）个别患者因精神紧张、体质虚弱等，可能出现头晕目眩、面色苍白、心慌气短、出冷汗、恶心欲吐、精神疲倦、血压下降、脉沉细等症状，应立即起针，让患者平卧，头部放低，松解衣带，注意保暖。轻者静卧片刻，给予热茶或温开水饮之，即可恢复。重者在行上述处理后，可针刺水沟、内关等穴，即可恢复。

3）出现意外情况时，应进行以上相应的处理，并追踪调查，记录结果。

附：验案

案　张某，女，71岁，汉族。中风6个月。发现高血压病史30余年，最高血压达200/140毫米汞柱，长期口服硝苯地平缓释片10毫克，每天2次降压治疗，血压控制不详。患者于2020年11月27跳广场舞时突感左侧肢体无力后不能正常行走，急查头颅CT平扫示：右侧丘脑区、右侧基底节脑出血破入脑室；后患者病情逐渐稳定，现左侧肢体无力，饮水呛咳、语言欠流利，以"基底节出血"行针灸治疗，病程中患者饮食、睡眠可，大小便正常。评定：肌力评定为右上肢、右下肢肌力5级，握力5级，左上肢近端肌力3⁻级，远端肌力2⁻级，握力2⁻级，左下肢近端肌力3⁻级，远端肌力3⁻级；改良阿什沃思量表分级为，左上肢（0）级，左下肢（0）级，右上肢（0）级，右下肢（0）级，坐位平衡2级，站立位平衡0级；巴塞尔指数评定=吃饭0+洗澡0+修饰0+穿衣0+大便5+小便0+用厕0+转移0+平地移动0+上楼梯0=10分。

治法：取穴内关、极泉、委中、尺泽、丘墟透照海、翳风、完骨、平补平泻，金津、玉液隔3天放血，10天1个疗程。行3个疗程后，肌力评定：右上肢、右下肢肌力5级，握力5级，左上肢近端肌力4级，远端肌力3级，握力 3 级，左下肢近端肌力 4 级，远端肌力 4 级；改良阿什沃民量表分级为，左上肢（0）级，左下肢（0）级，右上肢（0）级，右下肢（0）级，坐位平衡 2 级，站立位平衡 1 级；巴塞尔指数评定＝吃饭 5+ 洗澡 0+ 修饰 0+ 穿衣 0+ 大便 5+ 小便 5+ 用厕 5+ 转移 5+ 平地移动 5+ 上楼梯 0=30 分。

（新疆建设兵团第十三师红星医院　王虹乔）

功能针法治疗中风后肢体痉挛技术

功能针法是在中医经络学说理论基础上结合现代康复的治疗方法，分为大陵、太溪速刺；合谷、丘墟透刺；功能穴电刺激三步。针刺患肢拮抗肌，调理肢体内外侧肌肉的力量平衡，达到降低屈肌痉挛的作用。常用的方法是舒筋理气治疗中风后肢体痉挛，重点在筋。本法是在前期临床观察有效的基础上为临床提供的一种有效、安全的技术操作规范。

（一）技术操作方法

1. 器械准备

（1）材料特性、性能：针具要求有较高强度和韧性的一次性不锈钢针灸针，针体挺直滑利，能耐高热、防锈，不易被化学物品腐蚀。

（2）型号：直径为 0.30 毫米，长度为 1 寸（25 毫米）、1.5 寸（40 毫米）、2 寸（50 毫米）。

2. 详细操作步骤

（1）体位：患者取俯卧位。

（2）主穴：大陵、合谷、太溪、丘墟、功能 1 穴（大致相当于手阳明经肘髎位置）、功能 2 穴（大致相当于手少阳经外关位置）、功能 3 穴（大致相当于足阳明经足三里略向下方的位置）、功能 4 穴（大致相当于足少阳胆经悬钟位置）。

（3）配穴：肝肾阴虚加太冲、复溜；脾肾两虚加复溜、足三里；痰浊蒙窍加丰隆；瘀血内阻加三阴交。

（4）消毒：每个穴位均先用碘酊棉签由内而外消毒一遍，再用75%酒精脱碘，消毒范围直径不小于5厘米。

（5）操作方法：用右手拇、食、中三指持1寸毫针，依次针刺大陵（朝掌跟方向快速刺入）和太溪，得气后反复提插捻转，捻针频率为100次/分，提插时间为30秒，获得局部组织强针感（触电感至指尖和脚趾尖）后不留针。用2寸毫针依次在合谷（向后溪方向透刺）与丘墟（向照海方向透刺）进针1.8~2寸，得气后反复提插捻转，捻针频率为60次/分，提插时间为1分钟，获得深部组织强针感至手指痉挛及足部痉挛内翻即刻缓解后留针。功能1、2穴一组，功能3、4穴一组，使用G6805-A电针仪，疏密波，负极接功能1、3穴，正极接功能2、4穴，脉冲电流以患者出现轻微肌肉收缩时停止，轻轻调整功能1、3穴针尖方向及深度，使患手五指同时出现最大幅度伸展并出现腕背伸，踝关节及足部五趾同时出现较大幅度外展并出现外旋，留针30分钟。用消毒棉签或棉球按压起针，针拔出体表后多按压10秒，以防止出血。

3. 治疗时间及疗程

每天针刺1次，每次取8个穴位（取患侧），6天为1个疗程。休息1天后，继续第2个疗程的治疗，连续治疗4个疗程。

4. 关键技术环节

1）针刺得气程度要合理掌握，速刺两穴要求有放电感传至肢体末端；

透刺两穴要求进针方向正确。

2）电针连接 4 个功能穴后，要求肘、膝关节以下出现摆动动作。

5.适应证

符合西医脑卒中的诊断标准，且符合中医中风的诊断标准，诊断明确。

6.禁忌证

1）合并有心血管、脑血管、肝、肾和造血系统等严重危及生命的原发性疾病及精神病患者；某些感染性疾病，如艾滋病和肝炎等，以及溃疡性皮肤病和血液病患者。

2）处于急性期生命体征尚不稳定者。

3）处于溶栓治疗的患者。

（二）注意事项

1）初次治疗选穴宜少，手法要轻，治疗前要消除患者对针刺手法治疗的顾虑，同时选择舒适持久的体位，避免由于过度紧张而造成晕针。

2）针刺手法应严格按照要求进行操作，避免由于手法过重或时间过长，造成局部疼痛或轻度肿胀，甚或青紫瘀斑、疲乏无力等。

3）针刺前应认真仔细地检查针具，对不符合质量要求的针具及时剔除。

4）起针时立即用消毒干棉球按压针孔，避免出血，引起血肿。

5）在针刺过程中，嘱患者不要随意变动体位，避免受到挤压造成弯针。

（三）意外情况及处理方案

1）由于手法不当，可能造成个别患者局部疼痛或轻度肿胀，甚或青紫瘀斑、疲乏无力。要及时调整手法，以免影响治疗。

2）个别患者因精神紧张、体质虚弱等，可能出现头晕目眩、面色苍白、心慌气短、出冷汗、恶心欲吐、精神疲倦、血压下降、脉沉细等症状，应立即起针，让患者平卧，头部放低，松解衣带，注意保暖。轻者静卧片刻，给予热茶或温开水饮之，即可恢复。重者在行上述处理后，可针刺水沟、内关等穴，即可恢复。

3）出现意外情况时，应进行以上相应的处理，并追踪调查，记录结果。将出现的症状及病情程度、发生日期、频率、持续时间、缓解日期、处理措施、处理经过、处理结果及随访情况等记录于病例观察表上，并且在综合考虑合并疾病、合并用药等方法的基础上，评价其与治疗的相关性，由医师详细记录。

附：验案

案 杨某，男，52岁。有高血压病史10年余，服厄贝沙坦氢氯噻嗪片（依伦平），血压控制在130/80毫米汞柱。2020年1月突然出现左侧肢体活动不利，伴言语不清，至某医院就诊，查头颅MRI（磁共振成像）见右侧丘脑区一急性出血灶，给予脱水降颅压治疗，病情稳定后出院。因遗留有左侧肢体活动不遂，为求进一步治疗再次入院。现症见：左侧肢体活动不利伴疼痛，入夜尤甚，言语模糊，精神差易疲乏。左侧上肢肌力2级，生理反射亢进；下肢张力高，肌力3级，生理反射正常，病理征阳性。中医症见：食纳尚可，夜寐差，多梦易醒，大便干，3日1行，夜尿频多，舌淡紫，苔薄，脉细涩。

治法：黄芪 30 克，地龙 12 克，桃仁 9 克，红花 6 克，当归 15 克，菟丝子 20 克，合欢皮 15 克，鸡血藤 15 克，夜交藤 15 克，酸枣仁 15 克，生龙骨、牡蛎各 30 克，肉苁蓉 15 克，制大黄 10 克。7 剂水煎服，每天 1 剂，早、晚分服。在西医康复治疗的基础上给予功能针法针刺，每天 1 次，1 周 6 次。14 天后患者复诊，疲乏无力好转，大便通畅，但仍夜寐不佳，上肢张力降低疼，痛无明显好转，下肢运动功能恢复明显。上方去制大黄，加桑枝 15 克，白芍 20 克，延胡索 15 克，7 剂用法同前。1 个月后，患者诉诸症减轻，肢体无力及言语含糊恢复速度明显加快。上肢已出现分离运动，可执行简单动作，疼痛已明显好转，出院。嘱患者按时复诊调养。患者仍在门诊康复治疗，2 个月后，步行运动已与常人无异，上肢可做穿衣、扫地等动作，精神佳。

（河南中医药大学第一附属医院　薛洋）

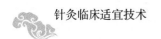

调神火针疗法治疗中风后痉挛状态技术

本方法以调神论指导下火针改善中风后痉挛状态。调神论包括调脉神、调心神、调医神，其作用在于调整脏腑气血阴阳、调摄患者心神情志，最大限度地改善痉挛症状。火针选用筋结点、气海、关元、足三里、心俞、膈俞、百会、太冲等，为本病临床治疗提供新的思路和方法，经临床试验和应用，疗效确切，操作安全，逐渐形成一套完整有效的操作规范。

（一）技术操作方法

1. 器械准备

（1）材料特性、性能：针具要求为钨锰合金制作的专用火针，针体挺直滑利、具有较高的强度和韧性，不易弯折，能耐高热、防锈，不易被化学物品腐蚀。

（2）型号：临床使用中号火针。

2. 详细操作步骤

（1）体位：患者先仰卧位，行上肢筋结点、百会、太冲、气海、关元、足三里的火针针刺治疗；然后俯卧位行下肢筋结点、心俞、膈俞的火针针刺治疗。

（2）主穴：首先循经选取上肢屈肌、下肢伸肌部位筋结点，其多在肌腱和肌腹交接处，这些部位也是现代解剖学中神经肌肉接头处；其次取心俞、膈俞、百会、太冲、气海、关元、足三里。

（3）配穴：瘀血证加膈俞点刺放血；阴虚风动证加太溪；风痰阻络证加风池、丰隆。

（4）消毒：每个穴位均先用碘酊棉签由内而外消毒一遍，再用75%酒精脱碘，消毒范围直径不小于5厘米。

（5）操作方法：左手持16号止血钳夹持片状棉球，注意要夹持固定牢固，蘸取75%医用酒精，不能出现酒精液体滴落的情况，预防烧伤患者；由助手帮助点燃酒精棉球，然后右手持火针针柄，针尖45°向下，在火焰外焰处烧红针体，快速刺入相应腧穴的相应深度，上肢筋结点刺入1寸左右至针有明显阻滞，气海、关元、足三里、丰隆分别直刺0.8~1.4寸，百会平刺0.8~1寸，太冲、太溪直刺0.8~1寸；下肢筋结点刺入1.4~1.5寸，心俞、膈俞、风池各直刺0.8~1寸。然后快速起针即可。重点说明的是百会，因为腧穴在头部，头发茂密，火针治疗时助手帮助把头发分开，露出腧穴再行火针治疗，避免烧灼头发，引起不适。善后：针刺后，如果出血则用一次性棉签按压针孔，如无出血，则不需特殊处理，告知患者2小时内针孔处不接触水即可。

3.治疗时间及疗程

隔日针刺1次，可连续治疗3周。

4.关键技术环节

1）取穴要准确，筋结点的选取是关键，需要循肌肉走行寻找。

2）火针治疗要求快、稳、准，避开穴位处血管等。

3）进针要求一次直达病所，避免反复进针的情况出现。

4）火针治疗的火焰不能使用酒精灯，避免酒精溅射伤害。

5. 适应证

经临床症状、颅脑 CT、MRI 检查脑卒中（包括出血性和缺血性）诊断明确，病情相对稳定，存在痉挛性肌张力增高者。

6. 禁忌证

1）有未完全愈合骨折病史者。

2）其他疾病及原因导致痉挛性肌张力增高者。

3）有严重心、脑、肾等损伤者。

4）有凝血功能障碍者。

（二）注意事项

1）针刺前应认真仔细地检查针具，对不符合质量要求的针具及时剔除。

2）初次治疗手法要轻，治疗前与患者充分沟通，消除患者对针刺手法治疗的顾虑，避免由于过度紧张而造成晕针。

3）严格按照腧穴操作规范针刺，避免由于手法过重、进针过深，造成局部疼痛或肿胀，甚或青紫瘀斑、疲乏无力等。

4）针刺穴位时，因临近血管、神经，因此，应注意进针角度，起针时应观察是否有渗血、皮下血肿等情况发生，如有血肿应使用消毒干棉球按压局部 5 分钟，或使用冰袋冰敷。

5）在针刺过程中，嘱患者不要随意变动体位，避免因肌肉舒缩造成滞针。

（三）意外情况及处理方案

（1）晕针：患者体质虚弱，精神紧张，或疲劳、饥饿，或体位不当，或医者手法过重，导致患者在针刺过程中发生的晕厥现象。患者突然出现精神疲倦、头晕目眩、面色苍白、恶心欲吐、出冷汗、心慌、四肢发冷、脉沉细弱等症状；严重者会神志昏迷、四肢厥冷、唇甲青紫、二便失禁、血压下降、脉微欲绝。应立即停止针刺，将针全部起出，扶持患者就地仰卧，头部放低，松解衣带，注意保暖，饮温开水或糖水，轻者即可恢复。重者在上述处理基础上，指掐水沟、素髎、内关、合谷、太冲、足三里、涌泉等急救穴，仍未恢复者，可考虑采用现代急救措施。

（2）血肿：针孔出血者用消毒干棉球压迫止血；出血量少而局部青紫肿胀不明显者，一般不必处理，可自行吸收消退；出血量多，局部青紫面积较大，肿胀疼痛较剧而且影响到活动功能时，可先做冷敷止血，24 小时后再做热敷，以促使局部瘀血消散吸收。

（3）刺伤神经干：由于针刺角度不当或手法过重易造成相应的神经干损伤。损伤神经干时多出现触电样针感，其麻电感沿其神经分布区域向远端放散。当神经受到损伤后，多出现麻木、灼痛等症状，甚至沿其分布路线及所支配的组织器官出现麻木、功能障碍或末梢神经炎症状。可口服维生素 B 族类等营养神经的药物，以及益气养血、活血通络的中药；推拿、理疗、针灸治疗；严重者可采用维生素 B 族类等营养神经的药物在损伤的神经干周围封闭，或在相应经穴做穴位注射。

附：验案

案　汪某，女性，退休教师，78 岁。左侧肢体活动不利 2 年，加重 1

个月就诊。2年前因骨折后在某人民医院行左股骨头置换术，术后1周出现左侧肢体活动不遂，颅脑MRI检查发现急性脑梗死，经神经内科和康复科治疗后症状好转。1个月前无明显诱因，出现肢体功能障碍症状加重，伴发言语不利，前来进行康复治疗，现症见：神志清，精神差，左侧肢体活动不利，言语不利，饮水无呛咳，饮食尚可，眠差，入睡困难，急躁易怒，大便干，小便可。既往有高血压病史20年，最高血压180/100毫米汞柱，现未服用降压药物，血压尚可；有糖尿病病史20年，现长期使用门冬胰岛素（诺和锐），早8单位，中8单位，晚6单位，餐前皮下注射；甘精胰岛素14单位睡前皮下注射，血糖控制尚可。发现高脂血症病史2年，现常服瑞舒伐他汀10毫克，1天1次。专科检查：反应迟钝，查体欠合作，记忆力、计算力、理解力、认知力均差。左侧指鼻试验和左侧跟膝胫试验不配合，左侧感觉功能减退，左侧腱反射亢进，双侧巴氏征（+）。左侧肢体肌张力增高，改良阿什沃思量表肌张力分级1$^+$，Brunnstrom（布伦斯特伦）分期，左上肢3期，左下肢3期；坐位平衡3级，站位平衡2级。运动功能（FMA）评分37分；日常生活能力（BI）评分35分。颅脑MRI+MRA（磁共振血管成像）示：①左侧大脑半球陈旧性梗死、邻近皮层坏死。②右侧中脑、脑桥及延髓改变，提示华勒氏变性。③脑白质脱髓鞘，脑萎缩。④脑MRA提示中重度脑动脉硬化。⑤右侧大脑前动脉A1段走行纤细。中医辨证：中风，气虚血瘀证。西医诊断：脑梗死后遗症；高血压病3级；2型糖尿病；高脂血症。

治法：在基础治疗上采用调神火针法。主穴可循经选取上肢屈肌、下肢伸肌部位筋结点、心俞、膈俞、百会、太冲、气海、关元、足三里。气虚血瘀证加膈俞；阴虚风动证加太溪；风痰阻络证加风池、丰隆。隔天针刺 1 次，连续治疗 3 周。

治疗后左侧肢体活动不遂症状减轻，痉挛减轻，肌张力增高减轻，改良阿什沃思量表肌张力分级 1^+，Brunnstrom 分期，左上肢 4 期，左下肢 4 期；坐位平衡 3 级，站位平衡 2 级。运动功能评分 45 分；日常生活能力评分 50 分。

本例患者系"三高"基础病多年，手术后活动不能，造成血液循环差，引发脑梗死，痉挛肌张力障碍明显，造成肢体运动功能障碍，日常生活能力不足。调神火针疗法重视神志，其作用在于调整脏腑气血阴阳、调摄患者心神情志，最大限度地改善痉挛症状。

患者久病伤及脏腑经络、气血阴阳，心神、脉神失养，治疗以调养气血、调和阴阳、调神定志、舒筋活络为原则。主穴筋结点为经脉气血失和之处，需医者调守心神、循脉细寻所得，既体现了调脉神，配合施术操作，又体现了调医神；心主神明，取心俞以调摄心神，脑为髓海、元神之府，取百会以安神定志，取太冲以疏肝理气解郁，三穴合用，体现了心肝主血藏血和调节精神情志的关系，实为直接、间接调心神之经典配伍；取足三里以补益气血、增益元气，气海与膈俞二穴，阴阳相合、气血双调，关元主一身元气之根本，气海、关元、百会为任督二脉经穴相配伍以调节阴阳，诸穴配伍实为调脉神之阴阳气血的根本。

（河南中医药大学第三附属医院　杨云涛）

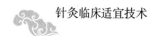

头针配合督灸治疗中风后轻度认知障碍技术

头针配合督灸治疗中风后轻度认知障碍技术是在奇经八脉理论指导下，选取百会、四神聪、神庭、本神，运用针刺及电刺激，配合艾灸督脉穴位神庭、百会、神道、风府，调整督脉经气的运行，健脑安神，以改善大脑功能的失调状态，达到益脑醒神的作用。常用的方法是通督醒神治疗轻度认知障碍，重点在脑。

（一）技术操作方法

1. 器械准备

（1）材料特性、性能：针具要求有较高的强度和韧性的一次性不锈钢针灸针，针体挺直滑利，能耐高热、防锈，不易被化学物品腐蚀。

（2）型号：直径为 0.30 毫米，长度为 1 寸（25 毫米）、1.5 寸（40 毫米）。

2. 详细操作步骤

（1）体位：患者取俯卧位。

（2）主穴：百会、四神聪、神庭、本神、神道、风府。

（3）配穴：肝肾阴虚加太冲、复溜；脾肾两虚加复溜、足三里；痰浊蒙窍加丰隆；瘀血内阻加三阴交。

（4）消毒：每个穴位均先用碘酊棉签由内而外消毒一遍，再用75%酒精脱碘，消毒范围直径不小于5厘米。

（5）操作方法：用右手拇、食、中三指持1寸毫针针刺头部穴位，针与头皮约呈30°，沿所选穴位斜向捻转进针，针刺深度以达到帽状腱膜下为宜，快速持续捻转2～3分钟，得气后神庭、百会接GM-101型电针仪，连续波，以患者可耐受为度，15分钟后改变为疏密波；30分钟后去除电针，继续留针1小时；留针期间，每隔30分钟捻转行针1次，直至起针。起针后，采用温和灸，充分暴露施灸部位，然后将点燃艾条段放入艾灸器头，对准神庭、百会、神道、风府等穴位，待局部皮肤红润，患者有温热舒适感，持续30分钟，根据患者感受及时调节艾灸头高度，观察患者局部皮肤颜色，避免温度过高引起水疱。

3. 治疗时间及疗程

每天针灸1次，每次取6个穴位（取双侧，左右对称），6天为1个疗程。休息1天后，继续第2个疗程的治疗，连续治疗4个疗程。

4. 关键技术环节

1）头针只捻转不提插，行针强度要足量，可提高疗效。

2）督脉艾灸时要保证灸量，风府穴有温热感沿督脉向头顶感传效果为佳。

5. 适应证

符合西医脑卒中的诊断标准，且符合中医中风的诊断标准，诊断明确。

6.禁忌证

1）合并有心血管、脑血管、肝、肾和造血系统等严重危及生命的原发性疾病及精神病患者；某些感染性疾病，如艾滋病和肝炎等，以及溃疡性皮肤病和血液病患者。

2）处于急性期生命体征尚不稳定者。

3）处于溶栓治疗的患者。

（二）注意事项

1）初次治疗选穴宜少，手法要轻，治疗前要消除患者对针刺手法治疗的顾虑，同时选择舒适持久的体位，避免由于过度紧张而造成晕针。

2）针刺手法应严格按照要求进行操作，避免由于手法过重或时间过长，造成局部疼痛或轻度肿胀，甚或青紫瘀斑、疲乏无力等。

3）针刺前应认真仔细地检查针具，对不符合质量要求的针具及时剔除。

4）针刺头部穴位时，因头发遮挡出血不易发现，起针时应立即用消毒干棉球按压针孔，避免出血，引起血肿。

5）在针刺过程中，嘱患者不要随意变动体位，避免受到挤压造成弯针。

（三）意外情况及处理方案

1）由于手法不当，可能造成个别患者局部疼痛或轻度肿胀，甚或青紫瘀斑、疲乏无力，要及时调整手法，以免影响治疗。头部穴位起针时易出血，需拿棉签多按压片刻。

2）个别患者因精神紧张、体质虚弱等，可能出现头晕目眩、面色苍白、心慌气短、出冷汗、恶心欲吐、精神疲倦、血压下降、脉沉细等症状，应立即起针，让患者平卧，头部放低，松解衣带，注意保暖。轻者静卧片刻，给予热茶或温开水饮之，即可恢复。重者在行上述处理后，可针刺水沟、内关等穴，即可恢复。

3）出现意外情况时，应进行以上相应的处理，并追踪调查，记录结果。将出现的症状及病情程度、发生日期、频率、持续时间、缓解日期、处理措施、处理经过、处理结果及随访情况等记录于病例观察表上，并且在综合考虑合并疾病、合并用药等方法的基础上，评价其与治疗的相关性，由医师详细记录。

附：验案

案　刘某，女，55岁。2020年11月13日无明显诱因出现右侧肢体活动不利，伴言语障碍，至当地医院就诊。查头颅 MRI 见左侧基底节区及额叶急性出血灶，给予脱水降颅压治疗，病情稳定后出院。因遗留有右侧肢体活动不遂，为求进一步治疗再次入院。现症见：右侧肢体活动不利，健忘，语言障碍，注意力下降，精神差，易疲乏，纳差，夜寐差，多梦易醒，夜尿频多，舌淡红，无苔，脉弦细。

治法：黄芪30克，地龙12克，桃仁9克，红花6克，当归15克，木香10克，枳壳10克，僵蚕9克，水蛭9克，酸枣仁15克，生龙骨、牡蛎各30克，首乌15克，党参15克，大黄6克，甘草6克。7剂水煎服，每天1剂，早晚分服。在西医康复治疗的基础上给予针灸治疗，每天1次，1周6次。14天后患者复诊，疲乏无力好转，但仍有夜寐不佳，记忆力无明显改善，言语障碍康复进步明显。上方去水蛭，加桑枝15克，白芍20

克，7剂用法同前。1个月后，患者诉诸症减轻，肢体无力及言语含糊恢复速度明显加快，认知障碍改善明显，出院。嘱患者按时复诊调养。患者仍在门诊康复治疗，3个月后，可独立步行，上肢可做穿衣、扫地等动作，认知障碍康复明显，精神佳。

（河南中医药大学第一附属医院　薛洋）

吞咽八针针法治疗中风吞咽障碍技术

吞咽八针针法是在中医经络理论指导下，选取天突、廉泉、风池、哑门、强音、舌面、舌根及咽后壁等穴，运用针刺方法，息风通络、祛痰化浊、通关利窍而使吞咽功能康复。本方法利用快针不留针，针感明显，收效迅速，重点通舌络、开舌窍、利咽喉、促吞咽。本法是在前期临床观察有效的基础上为临床提供的一种有效、安全的技术操作规范。

（一）技术操作方法

1.器械准备

（1）材料特性、性能：针具要求有较高的强度和韧性的一次性不锈钢针灸针，针体挺直滑利，能耐高热、防锈，不易被化学物品腐蚀。

（2）型号：直径为0.30毫米，长度为1.5寸（40毫米）、2.0寸（50毫米）、3寸(75毫米）。

2.详细操作步骤

（1）体位：患者取坐位。

（2）主穴：风池、哑门、廉泉、强音、天突、舌面、舌根及咽后壁局部点刺。

（3）配穴：肝阳暴亢加太冲（双侧）、太溪（双侧）；风痰阻络加丰隆

（双侧）；痰热腑实加曲池（双侧）、内庭（双侧）、丰隆（双侧）；气虚血瘀加足三里（双侧）、气海；阴虚风动加太溪（双侧）。

（4）消毒：每个穴位均先用碘酊棉签由内而外消毒一遍，再用75%酒精脱碘，消毒范围直径不小于5厘米。

（5）操作方法：风池（双侧）（2针），针尖微下，向喉结方向斜刺，徐入1.5～3.0寸，小幅度（<90°）、高频率（约150次/分）捻转补法约1分钟，以咽喉麻、沉、胀为佳，操作完毕即起针；哑门（1针），正坐位，头微前倾，项部放松，向下颌方向缓慢刺入0.5～1寸，捻转补法约1分钟，以局部酸、沉、麻、胀为佳，操作完毕即起针；廉泉（1针），向舌根缓慢斜刺1.5～3寸，行捻转泻法约1分钟，以舌根部酸、沉、麻、胀为佳，操作完毕即起针；强音（双侧）（2针），向舌根方向缓慢刺1.5～3寸，行捻转补法约1分钟，以局部酸、沉或舌根部麻、胀为佳，操作完毕即起针；天突（1针）、先直刺0.2～0.3寸，然后将针尖向下，紧靠胸骨柄后方徐缓刺入1～3寸，行捻转泻法约1分钟，以局部沉、麻为佳，操作完毕即起针；舌面、舌根及咽后壁（1针）点刺、令患者张口，用3寸针迅速点刺舌面及舌根各7次、8次（点）、双侧咽后壁各7次、8次（点）。点刺咽后壁也可用压舌板压住舌体清楚暴露咽后壁来点刺。均以点刺局部微出血为最佳。操作完毕后嘱患者做轻微点头、摇头及用力吞咽动作。太冲、丰隆、曲池、内庭均刺用泻法，太溪、足三里均刺用补法，中等程度刺激，针刺得气后即起针，不留针。

3. 治疗时间及疗程

每天针刺1次，10次为1个疗程。休息3天后，继续第2个疗程的治疗，连续治疗2个疗程。

4. 关键技术环节

1）选穴要准确，严格掌握进针角度、深度，进针宜徐缓。

2）针刺得气程度要合理掌握，以局部出现酸、沉、麻、胀或伴有放射感为最佳得气标志，针刺强度以患者能忍受为度，针感不宜太强，也不能太弱，操作完毕后即可起针，不留针。

5. 适应证

1）符合上述中、西医的诊断标准及吞咽障碍的诊断标准。

2）全部病例均经头颅CT、MRI确诊为脑梗死或脑出血。

3）年龄在30~85周岁（含30周岁、85周岁），男女不限。

4）30天≤病程≤180天。

5）病情稳定，生命体征平稳，能配合检查和治疗。

6）无其他神经系统疾患。

6. 禁忌证

1）能够导致吞咽障碍的原发性神经系统疾患或其他系统疾患。

2）合并有心、肺、肝、肾、造血系统及内分泌系统等严重原发性疾病患者。

3）急性脑血管疾病意识障碍者，精神病患者。

（二）注意事项

1）初次治疗选穴宜少，手法要轻，治疗前要消除患者对针刺手法治疗的顾虑，同时选择舒适持久的体位，避免由于过度紧张而造成晕针。

2）针刺手法应严格按照要求进行操作，避免由于手法过重或时间过长，造成局部疼痛或轻度肿胀，甚或青紫瘀斑、疲乏无力等。针刺时，要避开颈部重要血管及神经，勿伤脏器。

3）针刺前应认真仔细地检查针具，对不符合质量要求的针具及时剔除。

4）在针刺过程中，嘱患者不要随意变动体位，避免受到挤压造成弯针。

（三）意外情况及处理方案

1）由于手法不当，可能造成个别患者局部疼痛或轻度肿胀，甚或青紫瘀斑、疲乏无力。要及时调整手法，以免影响治疗。

2）个别患者因精神紧张、体质虚弱等，可能出现头晕目眩、面色苍白、心慌气短、出冷汗、恶心欲吐、精神疲倦、血压下降、脉沉细等症状，应立即起针，让患者平卧，头部放低，松解衣带，注意保暖。轻者静卧片刻，给予热茶或温开水饮之，即可恢复。重者在行上述处理后，可针刺水沟、内关等穴，即可恢复。

3）出现意外情况时，应进行以上相应的处理，并追踪调查，记录结果。将出现的症状及病情程度、发生日期、频率、持续时间、缓解日期、处理措施、处理经过、处理结果及随访情况等记录于病例观察表上，并且在综合考虑合并疾病、合并用药等方法的基础上，评价其与治疗的相关性，由医师详细记录。

附：验案

案1　秦某，女，48岁。以饮水呛咳、不能吞咽2个月为主诉，来针灸科就诊。2个月前患者不明原因突发饮食呛咳、吞咽困难，随即入院诊治，诊为脑梗死，为患者通过插入鼻饲管进食维持营养，住院治疗近1个月，症状不见明显好转后出院，患者仍旧留置鼻饲管。现诊见：饮食发呛，尤以饮稀食及饮水为重，留置有鼻饲管，全靠鼻饲管送食以维持营养。面色萎黄，形体消瘦，语言不利，无半身不遂等肢体症状，舌淡红，苔白腻，脉细涩。辨证：中风吞咽障碍，证属风痰瘀阻络。洼田饮水试验确定为重度。

治法：吞咽八针针法治疗。主穴取风池（双）、哑门、廉泉、强音（双）、天突、舌面及咽后壁，配穴加丰隆、气海。1个疗程结束后，症状明显减轻，患者即可少量进食，稀饭每次约100毫升/次。2个疗程结束后，每次可进食约500毫升稀饭，饮水正常，吞咽障碍症状消失，去掉了鼻饲。随访3年未复发，病愈。

案2　魏某，女，85岁。住院患者。主诉为饮水呛咳、不能吞咽及言语1个月余，伴半身不遂。现诊见：饮水呛咳、不能吞咽及言语，左半身不遂，面色无华，形体微胖，舌淡红，苔白腻，脉细涩。留置鼻饲管。辨证：中风吞咽障碍，证属风痰瘀阻络。洼田饮水试验确定为重度。

治法：吞咽八针针法治疗。主穴取风池（双）、哑门、廉泉、强音（双）、天突、舌面及咽后壁，配穴加足三里、丰隆、气海。1个疗程后，可进食少许，饮水发呛减轻。2个疗程后，症状进一步减轻，每次可进食300毫升左右稀饭，饮水发呛明显减轻，在针刺时可言语一两句话。但仍留置鼻饲管。病症明显好转。

（河南中医药大学第一附属医院　薛洋）

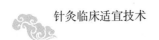

滋水涵木针法治疗中枢性面瘫技术

滋水涵木针法治疗中枢性面瘫技术是在《黄帝内经》经络理论的指导下，选取百会、顶颞前斜线下 2/5（面部患侧对侧）、悬钟（双）、阳陵泉（双）、三阴交（双）、太溪（双）、太冲（双）、颧髎（患侧）、迎香（患侧）、地仓（患侧）、颊车（患侧）等穴运用针刺，重点调整肝肾功能、促进脑功能恢复，配合并局部取穴，疏通气血，为临床提供一种治疗思路和操作规范。

（一）技术操作方法

1.器械准备

（1）材料特性、性能：针具要求有较高的强度和韧性的一次性不锈钢针灸针，针体挺直滑利，能耐高热、防锈，不易被化学物品腐蚀。

（2）型号：直径为 0.30 毫米，长度为 1 寸（25 毫米）、1.5 寸（40毫米）。

2.详细操作步骤

（1）体位：患者取俯仰卧位。

（2）主穴：百会、顶颞前斜线下 2/5（位于头顶部侧面，头部经外奇穴前神聪与颞部胆经悬厘之间的连线）、悬钟、阳陵泉、三阴交、太溪、太冲、颧髎、地仓、颊车。

（3）配穴：口角流涎者加承浆、夹承浆；人中歪者加人中；伸舌偏斜、言语不利者加金津、玉液。

（4）消毒：每个穴位均先用碘酊棉签由内而外消毒一遍，再用75%酒精脱碘，消毒范围直径不小于5厘米。

（5）操作方法：用右手拇、食、中三指持1寸毫针，在百会、顶颞前斜线下2/5（面部患侧对侧）进针0.5寸，快速捻转1分钟，局部产生酸、胀感；在面部患侧取颧髎、地仓、颊车均选取1寸毫针，进针深度0.5寸，颧髎透下关，地仓透颊车，颊车透地仓，进针后采取捻转针法、平补平泻法快速行针，得气后酸、胀感；面部患侧迎香选取1寸毫针，直刺进针深度0.2寸，不行手法；双下肢取穴阳陵泉、三阴交、太溪、悬钟，均选取1.5寸毫针，进针深度1~1.2寸，进针后行提插捻转手法之补法；足部太冲穴，选取1寸毫针，进针0.2~0.5寸后，行平补平泻手法使得气。留针30分钟，每10分钟行针1次，起针后迅速用消毒干棉球按压针孔。

3. 治疗时间及疗程

每天针刺1次,5天为1个疗程。疗程间隔2天,连续治疗4个疗程。

4. 关键技术环节

1）注重滋水涵木的作用，针刺时双下肢穴位刺激强度重；面部穴位刺激强度视病程而定,1周内患者面部透刺手法为沿皮透刺，手法较轻；1周以上，面肌无力重者易深部透刺，手法稍重；针刺太冲穴要求针感向上传导。

2）面部穴位严格把握好进针方向，避免用力过重，方向错误，损伤血管、神经。

3）行针手法操作时用力柔和，切勿幅度过大。

5.适应证

符合西医学中枢性面瘫的诊断标准，且符合中医面瘫的诊断标准，诊断明确，年龄在35～60岁者，均可采用本法治疗。

6.禁忌证

1）血压不稳或者高血压危象者。

2）脑出血早期或脑梗死病情进展凶险者；严重心、肝、肾、造血系统等危及生命的原发疾病者。

3）中风日久、体质虚弱、气息衰微、过劳、过饱者。

4）糖尿病患者血糖控制不佳者。

5）正在抗凝治疗者。

6）严重精神疾病、精神分裂症等不能配合治疗者。

7）针刺部位皮肤溃疡、瘢痕、感染者。

（二）注意事项

1）对于中风进展期的患者，手法宜轻，针刺宜浅。

2）初次针刺者、年老体弱、基础疾病较多者，操作前应做好心理疏导，缓解紧张情绪，行针、留针期间注意观察患者的反应，避免晕针。

3）留针期间注意保暖，嘱患者治疗期间畅情志、防止过劳、忌食辛辣油腻、寒凉之物。

4）对于肌张力高的患肢，被迫体位的应先帮助患者摆放良肢位，针刺手法宜轻，针刺宜浅。

5）增强患者的信心，使其坚持治疗。

（三）意外情况及处理方案

1）头皮血管丰富，起针后易出血，应在起针时及时按压针孔，按压数秒，直至无血渗出。

2）个别患者因精神紧张、体质虚弱等，可能出现头晕目眩、面色苍白、心慌气短、出冷汗、恶心欲吐、精神疲倦、血压下降、脉沉细等症状，应立即取起针体，让患者平卧，头部放低，松解衣带，注意保暖。轻者静卧片刻，给予热茶或温开水饮之，即可恢复。重者在行上述处理后，可针刺水沟、内关等穴，即可恢复。

3）出现意外情况时，应进行以上相应的处理，并追踪调查，记录结果。将出现的症状及病情程度、发生日期、频率、持续时间、缓解日期、处理措施、处理经过、处理结果及随访情况等记录于病例观察表上，并且在综合考虑合并疾病、合并用药等方法的基础上，评价其与治疗的相关性，由医师详细记录。

附：验案

案　郑某，男，55岁，农民。2020年9月6日就诊。代诉为右侧肢体活动不利、右侧面瘫、言语不利1个月余。患者于1个月前因劳累突发右侧肢体活动不利，言语不利，后症状逐渐加重，伴口㖞眼斜，急至某医院神经内科就诊，诊断为急性脑梗死，给予抗血小板聚集、改善脑循环等对症治疗，肢体功能、言语功能恢复尚可，但面瘫未见明显好转，为进一步诊治，又来医院治疗。西医诊断为脑梗死恢复期，中枢性面瘫；中医辨证为中风；面瘫。

治法：选取百会、顶颞前斜线下 2/5（面部患侧对侧），悬钟（双）、阳陵泉（双）、三阴交（双）、太溪（双）、太冲（双）、颧髎（患侧）、迎香（患侧）、地仓（患侧）、颊车（患侧）。经 4 个疗程治疗后，右侧肢体活动较前明显改善善，言语功能改善较好，后续 2 个疗程后诸症均无，即出院。

（漯河市中心医院　王海涛）

接气通经针法治疗中风后肩痛技术

接气通经针法是传统针刺方法之一，主要为催促或加强针感以达病所。《灵枢·九针十二原》指出，"刺之要，气至而有效"，即针灸治疗取得疗效的关键在于得气，为达到得气，常需采用辅助手法协助运针，若常用的辅助手法不能达到针感循经传导时，需要采用"接气通经针法"。根据古代医家的论述，结合现代针灸临床实践，可通过"催而运之"（通过针法操作催促针感沿经脉巡行，直达病所）以及"上接下引"（通过经穴的层次接力传递，使经气或针感沿经脉循行，直达病所）两种操作手法使经气或针感循经传导，以疏通经络，畅行气血，从而起到缓解疼痛的效果。

（一）技术操作方法

1.器械准备

（1）材料特性、性能：针具要求有较高的强度和韧性的一次性不锈钢针灸针，针体挺直滑利，能耐高热、防锈，不易被化学物品腐蚀。

（2）型号：直径为0.30毫米，长度为1.5寸（40毫米）、2寸（50毫米）。

2.详细操作步骤

（1）体位：患者取坐位。

（2）主穴：风池、肩髃、肩贞、阿是穴（患肩周围压痛最明显处）、臂臑、曲池、合谷。

（3）配穴：肝阳暴亢加太冲、太溪（双侧）；风痰阻络加丰隆（双侧）；痰热腑实加内庭、丰隆（双侧）；气虚血瘀加足三里、气海（双侧），阴虚风动加太溪。

（4）消毒：每个穴位均先用碘酊棉签由内而外消毒一遍，再用 75% 酒精脱碘，消毒范围直径不小于 5 厘米。

（5）操作方法：用右手拇、食、中三指持 1.5 寸毫针，在风池向下斜刺进针 0.8 寸，轻轻捻转 1 分钟，局部产生酸、胀感，针感沿颈部向下传导到肩部；用 2 寸毫针在肩髃、肩贞、阿是穴直刺 1.5 寸，行捻转手法 1 分钟，局部产生酸、胀、沉感；用 1.5 寸毫针在合谷直刺进针 1 寸，行捻转手法 1 分钟，局部产生酸、胀、沉感后卧倒针身，针尖朝向肘部，右手轻轻捻转，使针感向肘部传递，针感到达肘部后，用 2 寸毫针在曲池直刺进针 1.5 寸，快速捻转 1 分钟，局部产生酸、胀感后卧倒针身，针尖朝向肩部，右手轻轻捻转，使针感向肩部传递，最后用 2 寸毫针在臂臑向上斜刺 1.5 寸，快速捻转 1 分钟，局部产生酸、胀感。留针 30 分钟，其间行针 2 次。

3. 治疗时间及疗程

每天针刺 1 次，6 天为 1 个疗程。休息 1 天后，继续第 2 个疗程的治疗，连续治疗 3~4 个疗程。

4. 关键技术环节

1）选择意识清醒，能配合医师指令的患者，以明确有无针感产生。

2）肩部以外的穴位在针刺得气后注意调整针尖朝向肩部，以接力的方式使针感逐渐传至肩部。

5.适应证

符合西医缺血性脑卒中（脑梗死）及脑出血的诊断标准，且符合中医中风的诊断标准，诊断明确，患肩在休息时或（和）运动时出现疼痛不适；意识清楚，能配合医师。

6.禁忌证

1）合并有心血管、肝、肾和造血系统等严重危及生命的原发性疾病及精神病患者；某些感染性疾病，如艾滋病和肝炎等，以及溃疡性皮肤病和血液病患者。

2）妊娠或哺乳期患者。

3）中风还处于进展期，症状仍在加重的患者；生命体征不稳定的患者。

（二）注意事项

1）初次治疗选穴宜少，手法要轻，治疗前要消除患者对针刺手法治疗的顾虑，同时选择舒适持久的体位，避免由于过度紧张而造成晕针。

2）针刺手法应严格按照要求进行操作，避免由于手法过重或时间过长，造成局部疼痛或轻度肿胀，甚或青紫瘀斑、疲乏无力等。

3）针刺前应认真仔细地检查针具，对不符合质量要求的针具及时剔除。

4）风池穴深部为延髓，针刺时必须严格掌握针刺的角度和深度。

5）肩部阿是穴可能会在肩部锁骨附近，针刺时注意避免针刺过深，刺伤肺脏，造成气胸。

6）在针刺过程中，嘱患者不要随意变动体位，避免受到挤压造成弯针。

（三）意外情况及处理方案

1）由于手法不当，可能造成个别患者局部疼痛或轻度肿胀，甚或青紫瘀斑、疲乏无力。要及时调整手法，以免影响治疗。

2）个别患者因精神紧张、体质虚弱等，可能出现头晕目眩、面色苍白、心慌气短、出冷汗、恶心欲吐、精神疲倦、血压下降、脉沉细等症状，应立即起针，让患者平卧，头部放低，松解衣带，注意保暖。轻者静卧片刻，给予热茶或温开水饮之，即可恢复。重者在行上述处理后，可针刺水沟、内关等穴，即可恢复。

3）气胸，一般少量气体能自行吸收，如有咳嗽等应对症处理，严密观察，如发现呼吸困难、发绀、休克等现象，应立即抢救，行胸腔穿刺抽气减压、吸氧、抗休克等。

4）出现意外情况时，应进行以上相应的处理，并追踪调查，记录结果。将出现的症状及病情程度、发生日期、频率、持续时间、缓解日期、处理措施、处理经过、处理结果及随访情况等记录于病例观察表上，并且在综合考虑合并疾病、合并用药等方法的基础上，评价其与治疗的相关性，由医师详细记录。

附：验案

案 王某，女，53岁，以左侧肢体活动不灵1个月为主诉入院。1个月前突发左侧肢体活动不灵，行头颅CT示：右侧基底节区脑梗死，经内科治疗后病情稳定,近几天出现左肩痛,被动前屈、外展肩关节时疼痛明显,关节活动度受限,肩峰处压痛明显,自发病以来诉左侧肢体麻木,舌苔白腻,脉弦滑。辨证属风痰阻络型中风。

治法:左侧风池、肩髃、肩贞、阿是(肩峰压痛最明显处)、臂臑、曲池、合谷,配穴加双侧丰隆,按接气通经针法操作方法施针,每天施针1次,6天为1个疗程,1个疗程后肩痛缓解,2个疗程后肩痛基本消失。

(郑州大学第五附属医院 关晨霞)

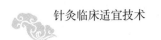

运动针刺配合放血治疗中风手功能障碍技术

运动针刺配合放血治疗中风手功能障碍技术是笔者根据临床经验总结而成。从中医角度来看，对于痿证的针刺治疗，《内经》中提出"治痿独取阳明"的治疗原则，后代针灸医家依据此理论并以此为治疗纲要指导临床。本疗法取上肢手阳明经穴合谷、配八邪、十宣放血调和手部局部气血、通经活络。从西医角度来看，现代穴位解剖合谷穴在第1、第2掌骨之间的第1骨间背侧肌中，深层有拇收肌横头，有桡神经浅支的掌背侧神经，深部有正中神经的指掌侧固有神经；八邪下布有骨间掌侧肌、骨间背侧肌、蚓状肌，并有指背神经、指掌侧固有神经通过；十宣穴下有指掌侧固有神经（桡侧三个半手指由正中神经发出，尺侧一个半手指由尺神经发出）。通过针刺，可以刺激局部的神经肌肉通过外在人工刺激直接作用于传入神经，试图建立和修复神经反射弧，促进偏瘫手精细动作的恢复。

（一）技术操作方法

1. 器械准备

（1）材料特性、性能：针具要求有较高的强度和韧性的一次性不锈钢针灸针，针体挺直滑利，能耐高热、防锈，不易被化学物品腐蚀。

（2）型号：直径为 0.30 毫米，长度 1 寸（25 毫米）。

2.详细操作步骤

（1）体位：患者取仰卧位或坐位。

（2）主穴：合谷、八邪、十宣（左右手共 10 穴）。

（4）消毒：每个穴位均先用碘酊棉签由内而外消毒一遍，再用 75% 酒精脱碘，消毒范围直径不小于 5 厘米。

（5）操作方法：医者戴好一次性手套，左手固定患者患侧手指，右手拇、食、中三指持 1 寸毫针快速点刺患侧五指指尖距指甲游离缘 0.1 寸处点刺放血，10 滴为宜。然后用右手拇、食、中三指持 1 寸毫针，在患侧合谷直刺进针 0.5 寸，在患侧八邪向掌心方向斜刺 0.5 寸，快速提插捻转 1 分钟，局部产生酸、胀感，患侧拇指、食指、中指、无名指及小指出现伸指动作，右手持 1 寸毫针点刺患侧指伸肌腱远端以出现指伸动作为宜，留针情况下让患者进行患侧手指关节伸展运动，关节伸展动作时主动用力，关节屈曲动作自动回弹不主动用力。10 次为 1 组，运动 10 次后再次提插捻转强刺激行针，配合患者手指伸肌腱点刺，留针运动约 30 分钟后起针。起针后，让患者继续患侧伸指训练 15 分钟，每天 1 次。

3.治疗时间及疗程

每天针刺 1 次，每次取 8 个穴位（只取患侧），5 天为 1 个疗程。休息 2 天后，继续第 2 个疗程的治疗，连续治疗 3 个疗程。

4.关键技术环节

1）针刺后配合患手运动。

2）注意患者体位，体质强壮者，可取坐位，体质弱者可取仰卧位。

3）针刺要得气，强刺激提插捻转行针，行针时以出现指伸动作为宜。

5.适应证

1）符合脑卒中的诊断标准，处于恢复期（发病 15 天至 3 个月以内）者。

2）符合中风中经络的诊断标准。

3）单侧手精细动作障碍，偏瘫手属 Brunnstrom 分级 2 ~ 4 期。

4）患者年龄 40 ~ 75 岁，均可采用本法治疗。

6.禁忌证

1）既往患脑血管疾病并遗留有手精细动作障碍者。

2）外周神经损伤、颅内占位性病变、脑外伤、血液病等非脑血管病变原因所致的手精细动作障碍者。

3）合并有骨关节炎、类风湿关节炎、痛风性关节炎等其他疾病影响手精细动作障碍者。

4）合并有心、肺、肝、肾、造血系统、内分泌系统等严重疾病以及精神病患者。

5）有出血倾向者。

6）患者不能合作者。

（二）注意事项

1）初次治疗选穴宜少，手法要轻，治疗前要消除患者对针刺手法治疗的顾虑，同时选择舒适持久的体位，避免由于过度紧张而造成晕针。

2）针刺手法应严格按照要求进行操作，避免由于手法时间过长，造成局部疼痛或轻度肿胀，甚或青紫瘀斑、疲乏无力等。

3）针刺前应认真仔细地检查针具，对不符合质量要求的针具及时剔除。

4）因需患者主动参与患手运动，运动过程中注意是否出现弯针、断针等，起针时立即用消毒干棉球按压针孔，避免出血，引起血肿。

（三）意外情况及处理方案

1）由于手法不当，可能造成个别患者局部疼痛或轻度肿胀，甚或青紫瘀斑、疲乏无力。要及时调整手法，以免影响治疗。

2）个别患者因精神紧张、体质虚弱等，可能出现头晕目眩、面色苍白、心慌气短、出冷汗、恶心欲吐、精神疲倦、血压下降、脉沉细等症状，应立即起针，让患者平卧，头部放低，松解衣带，注意保暖。轻者静卧片刻，给予热茶或温开水饮之，即可恢复。重者在行上述处理后，可针刺水沟、内关等穴，即可恢复。

3）出现意外情况时，应进行以上相应的处理，并追踪调查，记录结果。将出现的症状及病情程度、发生日期、频率、持续时间、缓解日期、处理措施、处理经过、处理结果及随访情况等记录于病例观察表上，并且在综合考虑合并疾病、合并用药等方法的基础上，评价其与治疗的相关性，由医师详细记录。

附：验案

案　韩某，男，62岁，以"右侧肢体活动障碍18天"为主诉于2019年9月6日入院。既往高血压病10余年，最高血压190/100毫米汞柱，糖尿病、冠心病19年，高同型半胱氨酸血症1年，烟酒史40年。查体：血压130/89毫米汞柱，神清，精神佳，心率78次/分，律齐，各瓣膜听诊区未闻及病理性杂音，双肺呼吸音清，未闻及干湿性啰音，腹平软，肝、脾、肋下未及，双侧言语欠清晰流利，右侧鼻唇沟略浅，示齿口角向左偏斜，伸舌偏右，左侧肢体肌力5级，右上肢肌力1级，右下肢肌力2级，肌张力稍高，腱反射(+++)，右侧肢体浅感觉减退，深感觉正常，右侧巴氏征(+)。颈软，脑膜刺激征(−)，简易智力状况检查法（MMSE）：28/30，认知功能正常。患者语言气息较差，自发语言欠流利，长句复述不可，嗓音低沉，鼻音较重，听理解可，书面语手语表达可。Brunnstrom分期，上肢2期、手2期、下肢2期；坐位平衡1级，立位平衡0级，右侧废用手，偏瘫步行能力分级0级，不能站立行走。改良阿什沃思量表分级，肘屈肌群1级，腕屈肌群1级，指屈肌群1级，髋伸肌群、膝伸肌群1级。改良巴塞尔指数得分20/100，重度残疾，生活需要大量帮助，右侧肢体各关节被动活动度在正常范围，主动活动受限，右肩关节疼痛不明显、半脱位半横指，右足下垂内翻，踝背曲不能。症见表情忧虑、乏力、半身不遂、言语謇涩；偏身感觉异常、口舌㖞斜，舌暗红、苔白腻、舌下脉络瘀滞、寸关弦滑、尺脉沉迟。辅助检验检查：血常规、血凝常规、粪常规、肝功能、肾功能、血脂、电解质、心肌酶正常。血糖7.0毫摩/升，糖化血红蛋白6.5%。心电图示ST–T改变，头颅CT示双侧基底节区腔隙性脑梗死，头颅MRI左侧放射冠区、基地节区急性脑梗死。西医诊断：①脑梗死恢复期。②2型糖尿病。③高血压3级（极高危）。④冠状动脉粥样硬化性心脏病。⑤高同型半胱氨酸血症。中医辨证：中风（中经络）。

治法：治宜疏通经络、调和气血、滋养肝肾。针刺取合谷、八邪、十宣。患者取仰卧位或坐位。医者戴好一次性手套，左手固定患者患侧手指，右手拇、食、中三指持1寸毫针快速点刺患侧五指指尖距指甲游离缘0.1寸处点刺放血，10 滴为宜，然后用右手拇、食、中三指持 1 寸毫针，在患侧合谷直刺进针 0.5 寸，在患侧八邪向掌心方向斜刺 0.5 寸，快速提插捻转 1 分钟，局部产生酸、胀感，患侧拇指、食指、中指、无名指及小指出现伸指动作，右手持 1 寸毫针点刺患侧指伸肌腱远端以出现指伸动作为宜，在留针情况下让患者进行患侧手指关节伸展运动，关节伸展动作时主动用力，关节屈曲动作自动回弹不主动用力。10 次为 1 组，运动 10 次后再次提插捻转强刺激行针，配合患者手指伸肌腱点刺，留针运动约 30 分钟后起针。起针后，让患者继续患侧伸指训练 15 分钟，每天 1 次，5 天为 1 个疗程。休息 2 天后，继续第 2 个疗程的治疗，连续治疗 3 个疗程后，患者痊愈。

（漯河市中心医院　刘晓璟）

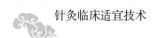

温经调气针法治疗面瘫技术

温经调气针法是在经络理论指导下，以阳明经为主，局部取穴加远端取穴相配合，选取阳白、四白、颧髎、地仓、颊车、翳风、合谷、足三里等穴，施以温经调气手法操作以达到祛风散寒、温通经络的目的，用来治疗面瘫，以改善面神经功能的失调状态。本法是在前期临床观察有效的基础上为临床提供的一种有效、安全、经济的技术操作规范。

（一）技术操作方法

1. 器械准备

（1）材料特性、性能：针具要求有较高的强度和韧性的一次性不锈钢针灸针，针体挺直滑利，能耐高热、防锈，不易被化学物品腐蚀。

（2）型号：直径为 0.30 毫米，长度为 1 寸（25 毫米）、1.5 寸（40毫米）。

2. 详细操作步骤

（1）体位：患者取仰卧位。

（2）主穴：阳白、四白、颧髎、地仓、颊车、翳风、合谷、足三里。

（3）配穴：风寒证加风池；风热证加曲池；抬眉困难加攒竹；鼻唇沟变浅加迎香；人中沟歪斜加水沟；颏唇沟歪斜加承浆；恢复期加足三里。

（4）消毒：每个穴位均先用碘酊棉签由内而外消毒一遍，再用75%酒精脱碘，消毒范围直径不小于5厘米。

（5）操作方法：面部腧穴均行平补平泻法，恢复期可加灸法；在急性期（1周内），面部穴位手法不宜过重，肢体远端的腧穴行泻法且手法宜重；在恢复期，合谷行平补平泻法，足三里施行补法。行针时以局部产生酸、胀、沉感为宜，留针30分钟，其间行针2次。

（6）电针法：恢复期可加电针治疗，每日1次，10次为1个疗程。刺激量以患者耐受为宜，急性期患者不宜用电针法。

3. 治疗时间及疗程

针灸治疗每天1次，每次依据患者疾病发展的分期随证取穴，10次为1个疗程。疗程中间休息3天后，继续第2个疗程的治疗，连续治疗3个疗程。

4. 关键技术环节

1）面瘫的针灸治疗宜早不宜晚。

2）针灸取穴宜精不宜多，更不宜强刺激。

3）治疗方法上切忌群法齐上，在病变早期，不宜同时选用过多的治疗方法，选用1～2种治疗方法较为适宜。

5. 适应证

符合面瘫的西医诊断标准和中医诊断标准，且诊断明确，一般无严格年龄限制，无明显针灸禁忌证或晕针等不良反应者，均可采用本法治疗。

6. 禁忌证

1）合并有心血管、脑血管、肝、肾和造血系统等严重危及生命的原发性疾病及精神病患者；某些感染性疾病，如艾滋病和肝炎等，以及溃疡性皮肤病和血液病患者；严重出血倾向及凝血机制障碍者。

2）妊娠或哺乳期患者。

3）其他不宜针灸治疗的相关病症的患者。

（二）注意事项

1）针灸治疗面瘫要及早治疗，一般患病后即可施治，不仅明显缩短治疗时间，而且临床疗效十分显著。

2）面瘫的治疗，取穴精确，不宜过多，更不宜强刺激，特别是急性期的治疗选穴宜少，手法要轻；治疗前要消除患者对针刺手法治疗的顾虑，同时选择舒适持久的体位，避免由于过度紧张而造成晕针。

3）治疗方法上不宜同时选用过多。在治疗过程中，面部应避免风寒，必要时应戴口罩、眼罩。若眼睑闭合不全，灰尘容易侵入，每天点眼药水2~3次，以预防感染。

4）面瘫的预后与面神经损伤的程度密切相关，肌电图可作为面神经损伤程度的辅助检查。

5）针刺手法应严格按照要求进行操作，避免由于手法过重或时间过长，造成局部疼痛或轻度肿胀，甚或青紫瘀斑、疲乏无力等；起针时立即用消毒干棉球按压针孔，避免出血，引起血肿。

6）针刺前应认真仔细地检查针具，对不符合质量要求的针具及时剔除；针刺前后要严格清点针具的个数，避免漏针。

（三）意外情况及处理方案

1）患者因精神紧张、体质虚弱等，可能出现头晕目眩、面色苍白、心慌气短、出冷汗、恶心欲吐、精神疲倦、血压下降、脉沉细等症状，应立即起针，让患者平卧，头部放低，松解衣带，注意保暖。轻者静卧片刻，给予热茶或温开水饮用，即可恢复。重者在行上述处理后，可针刺水沟、内关等穴，即可恢复。

2）手法操作过程中，可能会刺破毛细血管引起出血，造成局部疼痛或轻度肿胀，甚或青紫瘀斑、引起血肿，要及时调整手法，局部按压，严重者可冷敷以消除血肿。

3）出现意外情况时，应进行以上相应的处理，并追踪调查，记录结果。将出现的症状及病情程度、发生日期、频率、持续时间、缓解日期、处理措施、处理经过、处理结果及随访情况等记录于病例观察表上，并且在综合考虑合并疾病、合并用药等方法的基础上，评价其与治疗的相关性，由医师详细记录。

附：验案

案1 张某，男，30岁，职员，于2019年7月10日初诊。患者口角㖞斜、眼睑闭合无力4小时。病史：患者因天气炎热，夜晚睡觉时吹空调，早晨刷牙时发现口眼㖞斜，喝水漏出，遂来就诊。检查：右侧额纹消失，右眼不能闭合、露白，右侧鼻唇沟变浅，不能皱眉、鼓腮漏气，左侧口角下垂。辨证：周围性面瘫（风寒袭络证）。

治法：针灸治疗取阳白、攒竹、四白、太阳、地仓、颊车、颧髎、翳风、人中、承浆、合谷等穴，治疗10次后，症状明显好转。以后采用普通针刺治疗，取风池、翳风、攒竹、阳白、太阳、四白、牵正、颊车、地仓、承浆、水沟、合谷、太冲，施以平补平泻手法，留针30分钟，2个疗程后，面肌功能完全恢复正常。

案2　于某，男，56岁，工人，于2020年6月20日就诊。患者左耳乳突部疼痛7天、口角㖞斜1天。患者1周前左侧耳后乳突部疼痛，左耳部疱疹，诊断为带状疱疹住院治疗，继而出现口眼㖞斜。现左侧面部麻木肿胀、人中沟、口角向右侧㖞斜，额纹消失，左眼不能闭合，鼓腮漏气，饮水漏水，左耳乳突部压痛，耳内疱疹部分结痂，伴头晕，口苦，纳差，舌红苔黄，脉弦数。辨证：疱疹性面瘫（肝胆湿热证）。

治法：针灸治疗取阳白、四白、翳风、颊车、地仓、颧髎、太冲、合谷（患侧）等，针刺手法循经泻法，提插捻转得气后，选患侧两组穴位采用电针治疗仪以断续波治疗，刺激量以患者耐受为宜，每天1次，每次20分钟，治疗10次后，患者述疱疹好转，口眼㖞斜等症状减轻，舌苔薄黄，脉微弦，继续加健侧合谷、足三里，皆用平补平泻手法治疗，连续治疗3个疗程后，患者症状基本消失。

（郑州市中心医院　赵欲晓）

无痛穴位埋线治疗单纯性肥胖症技术

穴位埋线是一种微创技术，进针时有疼痛感，影响患者的接受度。无痛穴位埋线是用各种方法消除或明显减轻埋线进针时患者疼痛感的方法。通过以下几种方法能达到无痛穴位埋线的效果：一是进针时双手配合，如指切进针法，即用押手拇指或食指指端切按在腧穴皮肤上，刺手持针，紧靠押手切按腧穴的手指指甲面将针刺入腧穴，切按腧穴可以减轻进针时的疼痛感。二是快速透皮进针，练习针刺基本功，加强指力及腕力。三是可用针刺麻醉。四是用复方利多卡因乳膏作为皮肤麻醉药物，该药有利多卡因和丙胺卡因组成，把复方利多卡因乳膏用于无损的皮肤表面并覆盖密封的敷膜，通过释放利多卡因和丙胺卡因到皮下层和皮层，在皮层痛觉感受器和神经末梢处积聚而达到皮层的麻醉作用。

无痛穴位埋线是在中医理论指导下结合现代医学技术减轻患者痛苦的一种减肥技术。主穴腹部选中脘、梁门、天枢、大横、气海、水道；背部选穴选胃俞透脾俞；下肢选丰隆。运用针刺埋线方法，调整脏腑虚实以改善人体新陈代谢的失调状态，达到减肥的作用。本方法强调减轻进针时患者的痛苦、舒适治疗，重点在调整脏腑虚实，健脾和胃，标本兼治。

（一）技术操作方法

1. 器械准备

一次性使用埋线针（其是内有针芯的管型埋线针具，有针管、衬芯、针座、衬芯座、保护套组成，针尖锋利，斜面刃口好）、羊肠线、治疗包（包括镊子、手术剪刀、托盘、洞巾）、皮肤消毒用品、无痛药膏、一次性使用医用橡胶手套、无菌纱布、薄膜及敷料等。

2. 详细操作步骤

（1）体位：患者取俯卧位或仰卧位。

（2）主穴：中脘、梁门、水分、天枢、大横、带脉、气海、水道、脾俞、胃俞、丰隆。

（3）配穴：脾虚型加足三里；痰湿型加阴陵泉；湿热型加合谷、内庭；脾肾阳虚型加命门，以上取穴均为双侧。

（4）麻醉：选取以上穴位，用甲紫溶液对穴位进行点状标记；将无痛药膏涂抹于标记点上，长宽高均约2毫米，然后给予薄膜覆盖；30~60分钟后，揭开薄膜，用无菌棉签清洁皮肤表面。

（5）消毒：用碘酊在穴位处从中间向四周消毒，直径约5厘米，消毒3遍，留有标记痕迹。

（6）操作方法：打开治疗包，戴一次性橡胶手套，把羊肠线剪成1~2厘米长的线段，用镊子把羊肠线放入针管内，后接针芯，左手拇、食指固定穴位，右手持针对准穴位，迅速刺入皮下，然后刺入到所需的深度，出现针感后，边推针芯，边退针管，将羊肠线埋植在穴位的皮下或肌肉组织内；当针退至皮下后迅速起针，用纱布按压针孔片刻，以防出血，然后用创口贴覆盖创口。

3. 治疗时间及疗程

每 2~4 周埋线 1 次,3~5 次为 1 个疗程。同一处做多次治疗时应偏离上次埋线部位。

4. 关键技术环节

1) 无痛药膏涂抹的时间要足。

2) 进针手法要熟练。

3) 埋线的深度一般在皮下或肌肉组织。

5. 适应证

符合肥胖症的西医诊断标准和中医诊断标准,且诊断明确,年龄在 18~65 岁者,均可采用本法治疗。

6. 禁忌证

1) 合并有心血管、脑血管、肝、肾和造血系统等严重危及生命的原发性疾病及精神病患者。

2) 某些感染性疾病,如艾滋病和肝炎等,以及溃疡性皮肤病和血液病患者。

3) 妊娠或哺乳期患者。

4) 晕针、不配合治疗的患者。

(二) 注意事项

1) 操作过程中应保持无菌操作,必须一人一针,避免医源性交叉感染,保证安全卫生。埋线后线头不可暴露在皮肤外面。

2) 埋线后不影响正常的活动,但 6~8 小时局部禁沾水,以防创口感染。

3）局部出现微肿、胀痛或青紫现象是个体差异的正常反应，一般7～10天即能缓解，不影响任何疗效。

4）熟悉穴位解剖，避免伤及内脏、大血管和神经干，线不应埋入关节腔内。

5）埋线后应定期随访，注意术后反应，有异常现象时应及时处理。

（三）意外情况及处理方案

1）在术后1～5天，由于损伤及线的刺激，埋线局部出现红、肿、热、痛等无菌性炎症反应，少数患者反应较重，伤口处有少量渗出液，此为正常现象，一般不需要处理。若渗液较多，可按疖肿化脓处理，进行局部的排脓、消毒、换药，直至愈合。

2）患部出现血肿一般先予以冷敷止血，再行热敷消瘀。

3）少数患者可有全身反应，表现为埋线后4～24小时体温上升，一般在38℃左右，局部无感染现象，持续2～4天后体温可恢复正常。如出现高热不退，应酌情给予消炎、退热药物治疗。

4）穴位埋线后线头暴露在体外，如果采用的是套管针埋线，可将线头抽出重新操作；如果采用的是缝合针埋线，有一端线头暴露，可用持针器将暴露的线头适度向外牵拉，用剪刀紧贴皮肤剪断暴露的部分，再用一手手指按住未暴露一端的线头部位，另一手提起剪断线头处的皮肤，可使线头置于皮下，如果两端线头均暴露在外，可先用持针器将一端暴露的线头适度向外牵拉，使另一端线头进入皮下后，再按照上述方法操作，使两端线头均进入皮下。

5）如患者对线过敏，治疗后出现局部红肿、瘙痒、发热等反应较严重，甚至切口处脂肪液化，线体溢出，应适当做抗过敏处理，必要时切开取线。

附：验案

案　郑某，男，47岁，2019年3月5日初诊。患者全身肥胖，伴神疲乏力，呼吸暂停，身体困重，劳累后明显，纳少，眠可，大便稀，不成形，小便可，脉细，舌淡边有齿痕，苔白厚。身高1.72米，体重131千克，BMI=27.1（超重）。中医辨证为脾虚型肥胖症。患者喜饮凉食，时有暴饮暴食，致脾胃损伤，脾胃运化无力则食少而肥，结合舌脉，辨为脾虚型肥胖症。

治法：健脾祛湿。选穴中脘、天枢、曲池、足三里、阴陵泉、丰隆、带脉、脾俞，予无痛穴位埋线，20天治疗1次，第2次治疗时，诉体重下降11千克，身体困重感明显减轻，临床治疗有效，嘱继续控制饮食、坚持锻炼。原方案治疗5次后体重减轻26千克，精神好，其他症状消失。

（河南中医药大学第三附属医院　乔敏）

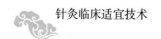

针灸联合红外线治疗帕金森病技术

针灸联合红外线治疗帕金森病技术是在滋水涵木理论指导下，选取百会、四神聪、合谷、太冲、舞蹈震颤控制区、风池、足三里、太溪，运用针灸的方法，通调气机，疏导气血，调和营卫，平衡阴阳，达到调和阴阳的作用。本病病位在脑，病变脏腑以肝、脾、肾为主，五脏相关，病机为年老肝肾亏虚，阴虚不能潜阳，阳风内动上冲头部发为震摇，散于四肢发为颤抖。头针有益精填髓的作用，精血同源，髓海充盈则气血化生有源，使筋有所养，即"血行风自灭"，本法是在前期临床观察有效的基础上为临床提供的一种有效、安全的技术操作规范。

（一）技术操作方法

1. 器械准备

（1）材料特性、性能：针具要求有较高的强度和韧性的一次性不锈钢针灸针，针体挺直滑利，能耐高热、防锈，不易被化学物品腐蚀。

（2）型号：直径为 0.30 毫米，长度为 1 寸（25 毫米）、1.5 寸（40 毫米）。

2. 详细操作步骤

（1）体位：患者取俯卧位或坐位。

（2）主穴：百会、四神聪、舞蹈震颤控制区、合谷、太冲、风池、足三里、太溪。

（3）配穴：痰热动风证加丰隆；血瘀动风证加血海；气血两虚证加气海；肝肾不足证加三阴交；阴阳两虚证加关元。

（4）消毒：每个穴位均先用碘酊棉签由内而外消毒一遍，再用75%酒精脱碘，消毒范围直径不小于5厘米。

（5）操作方法：①用右手拇、食、中三指持1寸毫针，在百会、四神聪、舞蹈震颤控制区平刺进针0.5寸，快速捻转1分钟，局部产生酸、胀感；用1寸毫针在合谷、太冲、风池、太溪直刺1寸，用1.5寸毫针在足三里直刺1寸，行捻转手法1分钟，局部产生酸、胀、沉感，留针60分钟，其间行针2次。②针刺同时采取红外线治疗仪照射头部针刺部位，仪器治疗头距离患者20厘米左右，对准针刺部位，同时保证患者皮肤不被灼伤，固定好红外线探头，防止探头下滑，造成灼伤，开启红外线治疗仪3~5分钟预热，及时询问患者局部有无灼痛感，并及时调整照射距离。治疗结束后，将患者照射部位汗液擦干，观察局部皮肤有无异常，叮嘱患者于室内休息15分钟后再离开，提醒患者患处不可吹风，受凉。

3.治疗时间及疗程

隔天针刺1次，每周针刺3次，连续治疗3个月为1个疗程。

4.关键技术环节

1）针刺得气程度要合理掌握，以维持和缓的得气，针感不宜太强，也不能太弱。

2）长留针，头部红外线照射微微汗出。

5.适应证

符合西医帕金森病的诊断标准，且符合中医颤证的诊断标准，诊断明确，年龄在35～80岁者，均可采用此法治疗。

6.禁忌证

1）合并有心血管、脑血管、肝、肾和造血系统等严重危及生命的原发性疾病及精神病患者；某些感染性疾病，如艾滋病和肝炎等，以及溃疡性皮肤病和血液病患者。

2）不是以帕金森为主的其他相关病症的患者。

（二）注意事项

1）初次治疗选穴宜少，手法要轻，治疗前要消除患者对针刺手法治疗的顾虑，同时选择舒适持久的体位，避免由于过度紧张而造成晕针。

2）针刺手法应严格按照要求进行操作，避免由于手法过重或时间过长，造成局部疼痛或轻度肿胀，甚或青紫瘀斑、疲乏无力等。

3）针刺前应认真仔细地检查针具，对不符合质量要求的针具及时剔除。

4）针刺头部穴位时，因头发遮挡出血不易发现，起针时应立即用消毒干棉球按压针孔，避免出血，引起血肿。

5）在针刺过程中，嘱患者不要随意变动体位，避免受到挤压造成弯针。

6）及时询问患者局部有无灼痛感，并及时调整红外线照射距离，以免烫伤。

（三）意外情况及处理方案

1）由于手法不当，可能造成个别患者局部疼痛或轻度肿胀，甚或青紫

瘀斑、疲乏无力。要及时调整手法，以免影响治疗。

2）个别患者因精神紧张、体质虚弱等，可能出现头晕目眩、面色苍白、心慌气短、出冷汗、恶心欲吐、精神疲倦、血压下降、脉沉细等症状，应立即起针，让患者平卧，头部放低，松解衣带，注意保暖。轻者静卧片刻，给予热茶或温开水饮之，即可恢复。重者在行上述处理后，可针刺水沟、内关等穴，即可恢复。

3）出现意外情况时，应进行以上相应的处理，并追踪调查，记录结果。将出现的症状及病情程度、发生日期、频率、持续时间、缓解日期、处理措施、处理经过、处理结果及随访情况等记录于病例观察表上，并且在综合考虑合并疾病、合并用药等方法的基础上，评价其与治疗的相关性，由医师详细记录。

附：验案

案　凌某，男，76岁，退休干部，于2020年7月就诊。患者肢体运动迟缓、肢体不自主颤动3年余。经头颅CT扫描，未见异常。长期口服多巴丝肼片（美多芭）0.25克，1天3次，症状没有明显缓解而求诊。现症见：肘、腕、掌指关节均有明显的静止性震颤，四肢肌张力呈齿轮样强直，腱反射亢进，写字时有明显的小字征，慌张样步态，玩具样脸。走10米所需的时间为56～58秒，其中起动时间平均为4秒，坐下时间平均为6秒，转弯时间达14～18秒，直线1米内平均步距为0.26～0.28米。表情呆板，头部震颤幅度大，肢体拘挛，活动笨拙，上肢协调不能，步态拖拉，言语謇涩，智力减退，形体消瘦，头晕耳鸣，失眠多梦，急躁时震颤加重，腰酸腿软，小便频数，大便秘结，舌体瘦小，舌质暗红，舌苔微黄，脉象细数。中医辨证为颤证，肝肾不足型。西医诊断为帕金森病。

治法：选穴百会、四神聪、合谷、太冲、舞蹈震颤控制区、风池、足三里、太溪、三阴交。同时红外线治疗仪照射头部针刺部位，仪器治疗头距离患者 20 厘米左右，对准针刺部位，并及时调整照射距离。治疗 60 分钟后，将患者照射部位汗液擦干，让其于室内休息 15 分钟后离开，隔天针刺 1 次，坚持 3 个月。治疗 1 个疗程后，走 10 米所需的时间为 40~45 秒，其中起动时间平均为 3 秒，坐下时间平均为 4 秒，转弯时间平均达 10~13 秒，直线 1 米内步距为 0.32~0.34 米。同时，美多芭用量可以减少到 0.125克，1 天 3 次。随访半年，病情稳定，美多芭的用量没有增加。

（郑州大学第二附属医院　朱敬云）

针刺联合透灸治疗不孕症技术

针刺联合透灸是在肾－天癸－冲任－胞宫生殖轴理论指导下，取穴百会、关元、中极、子宫（双）、归来（双）、三阴交（双）、肾俞（双）、次髎（双），运用针刺、透灸方法，使肾气旺盛，则肾能藏精而化生天癸，天癸能促进卵泡生长、发育，冲任二脉聚脏腑精气血，冲任通盛，血海充盈胞宫，则月经如常、孕育正常。本方法重点在肾－天癸－冲任－胞宫生殖轴，是在前期临床观察有效的基础上为临床提供的一种有效、安全的技术操作规范。

（一）技术操作方法

1. 器械准备

（1）材料特性、性能：针具要求有较高的强度和韧性的一次性不锈钢针灸针，针体挺直滑利，能耐高热、防锈，不易被化学物品腐蚀。

（2）型号：直径为 0.30 毫米，长度为 1 寸（25 毫米）、1.5 寸（40 毫米）、2 寸（50 毫米）。

2. 详细操作步骤

（1）体位：患者取俯卧位或仰卧位。

（2）主穴：百会、关元、中极、子宫、归来、三阴交、肾俞、次髎。

（3）配穴：肾气虚加气海；肾阳虚加腰阳关；肾阴虚加太溪；痰湿内阻加足三里；肝郁气滞加太冲；瘀血阻滞加血海；寒凝血瘀加命门；湿热蕴结加阴陵泉。

（4）消毒：每个穴位均先用碘酊棉签由内而外消毒一遍，再用 75% 酒精脱碘，消毒范围直径不小于 5 厘米。

（5）操作方法：用右手拇、食、中三指持 1 寸毫针，在百会平刺进针 0.5 寸，快速捻转 1 分钟，局部产生酸、胀感，针尖朝向百会；用 1.5 寸毫针在关元、中极、子宫、归来、足三里、三阴交、太溪、太冲、肾俞直刺 1 寸，行捻转手法 1 分钟，局部产生酸、胀、沉感；次髎用 2 寸毫针与皮肤呈 40°～60° 角向内下方斜刺，以腹部穴位有酸、胀感并向阴部放射为宜，留针 30 分钟。

（6）透灸治疗：针刺治疗的同时，将 4 段长 20 毫米、直径 18 毫米的艾条，两端点燃，均匀铺在艾箱（采用普通木板制成，长 30 厘米、宽 20 厘米、高 16 厘米，艾箱下采用铁纱网进行艾灰的隔离，上面加用木盖遮挡）的滤网上，采用横放的方法，将艾箱长轴覆盖下腹部，用隔烟布覆盖艾箱，以烟雾不能直接逸出为宜，治疗时间同针刺。透灸要求灸量充足，灸感透达，即以约 43℃ 恒温施灸，持续 30 分钟以上；灸感表现为局部不热远部热、表面不热深部热等热感，或出现局部酸、麻、胀、痛、痒等非热感；灸后局部出现汗出、潮红、花斑或全身汗出。透灸法要求灸感透达组织深部，对温度的控制是透灸的核心技术，具有火力足的特点；采用艾箱透灸具有施灸面积大、刺激穴位多的优点，可直达病所；艾箱上铺隔烟布，使艾烟集中到艾箱内，减少对室内空气污染。

3. 治疗时间及疗程

每周针灸 2 次，穴位取双侧，左右对称，1 个月经周期为 1 个小疗程，连续治疗 3 个月经周期为 1 个大疗程。

4. 关键技术环节

1）针刺得气程度要合理掌握，以维持和缓的得气，针感不宜太强，也不能太弱。

2）透灸一定要求灸量充足，灸感透达。

5. 适应证

符合西医不孕症的诊断标准，且符合中医不孕症的诊断标准，诊断明确，年龄在 20 ~ 45 岁者，均可采用本法治疗。

6. 禁忌证

1）合并有心血管、脑血管、肝、肾和造血系统等严重危及生命的原发性疾病及精神病患者；某些感染性疾病，如艾滋病和肝炎等，以及溃疡性皮肤病和血液病患者。

2）合并盆腔肿瘤者，先天性子宫畸形者。

3）合并系统性红斑狼疮、干燥综合征、抗磷脂综合征等自身免疫性疾病。

（二）注意事项

1）初次治疗选穴宜少，手法要轻，治疗前要消除患者对针刺手法治疗的顾虑，同时选择舒适持久的体位，避免由于过度紧张而造成晕针。

2）针刺手法应严格按照要求进行操作，避免由于手法过重或时间过长，造成局部疼痛或轻度肿胀，甚或青紫瘀斑、疲乏无力等。

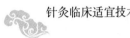

3）针刺前应认真仔细地检查针具，对不符合质量要求的针具及时剔除。

4）针刺头部穴位时，因头发遮挡出血不易发现，起针时应立即用消毒干棉球按压针孔，避免出血，引起血肿。

5）在针刺过程中，嘱患者不要随意变动体位，避免受到挤压造成弯针。

（三）意外情况及处理方案

1）由于手法不当，可能造成个别患者局部疼痛或轻度肿胀，甚或青紫瘀斑、疲乏无力。要及时调整手法，以免影响治疗。

2）个别患者因精神紧张、体质虚弱等，可能出现头晕目眩、面色苍白、心慌气短、出冷汗、恶心欲吐、精神疲倦、血压下降、脉沉细等症状，应立即起针，让患者平卧，头部放低，松解衣带，注意保暖。轻者静卧片刻，给予热茶或温开水饮之，即可恢复。重者在行上述处理后，可针刺水沟、内关等穴，即可恢复。

3）出现意外情况时，应进行以上相应的处理，并追踪调查，记录结果。将出现的症状及病情程度、发生日期、频率、持续时间、缓解日期、处理措施、处理经过、结果及随访情况等记录于病例观察表上，并且在综合考虑合并疾病、合并用药等方法的基础上，评价其与治疗的相关性，由医师详细记录。

附：验案

案 贺某，女，32岁，不良孕育史，结婚5年不孕。2019年8月13日首诊。患者13岁来月经，周期为35天，行经6天，色紫暗，有血块，腰骶部疼痛拒按。孕1产0。2018年10月妊娠40天胎停育史。末次月经（LMP）2019年7月25日。现纳可，眠佳，二便调，白带多，色黄。查体：舌紫暗有瘀点，脉弦细。辅助检查内分泌：促卵泡生成素（FSH）6.75毫单位/毫升，促黄体生成素（LH）3.59单位/升，催乳素（PRL）1011.00微克/升，雌二醇（E2）179.4皮摩/升，孕酮（P）3.6纳摩/升，睾酮（T）1.83纳摩/升。中医辨证：不孕症，瘀血阻滞证。西医诊断为继发性不孕。

治法：补肾疏肝，活血调冲。针灸处方：百会、关元、中极、子宫（双）、归来（双）、三阴交（双）、肾俞（双）、次髎（双）、血海（双）；行捻转手法1分钟，局部产生酸、胀、沉感；次髎用2寸毫针与皮肤呈40°～60°角向内下方斜刺，以腹部穴位有酸、胀感并向会阴部放射为宜，留针30分钟。针刺治疗的同时，将4段长20毫米、直径18毫米的艾条两端点燃，均匀铺在艾箱（采用普通木板制成，长30厘米、宽20厘米、高16厘米，艾箱下采用铁纱网进行艾灰的隔离，上面加用木盖遮挡）的滤网上，采用横放的方法，将艾箱长轴覆盖下腹部，用隔烟布覆盖艾箱，以烟雾不能直接逸出为宜。灸时出现局部痒痛等非热感；灸后局部出现汗出、潮红、花斑。每周针灸2次，连续针灸5个月经周期，春节期间自然受孕，已足月顺产一健康男婴，母子均健。

（郑州大学第二附属医院　朱敬云）

温针灸治疗脊柱裂神经源性膀胱炎技术

温针灸治疗脊柱裂神经源性膀胱炎技术是在中医理论指导下，以任督二脉及膀胱经穴位为主，以针刺配合艾灸，通过针刺手法及针刺深度、角度的把控，从而使针感直达病所，起到温肾壮阳、温煦膀胱、温通督脉的治疗作用。

祖国医学认为本病为先天禀赋不足，下元不能固摄所致。肾为先天之本，司二便，肾阳具有激发、维持人体正常机能活动的作用，肾阳不足，不能温煦膀胱，则膀胱气化无权，使贮尿和控制蓄尿的功能失常。督脉起源于小腹，为"阳脉之海"，与足太阳膀胱经相通，而肾与膀胱相表里，膀胱经行于背，脊柱为督脉之通路，督脉起于足少阴，肾之功能与督脉经气的转输息息相关，督脉通、督阳振，则能敷布命门之火，温煦脏腑，促进脏腑的生理功能。故治疗原则应温督通督，温肾壮命门之火助膀胱气化功能。任、督、冲脉一源而三歧，任督二脉经气密切相通而分别走行于人体阴阳两面。所以，脊柱裂治疗，选穴以任、督二脉和膀胱经穴位为主，配合肾经及脾经穴位。背俞穴为脏腑经气输注于背的部位，是脏腑经气集聚之处，选肾俞、膀胱俞能调理脏腑功能；命门为督脉经穴，能培补肾阳，关元为任脉和三阴经的交会穴，通于足少阴肾经，配合气海能培补元气；中极为膀胱募穴，和膀胱俞前后相配，为俞募配穴法；太溪为肾经的原穴，是肾经原气经过和留止的地方，能补益肾气助膀胱气化；八髎为骶神经通过的地方，能疏通局部经气运行。肾俞、膀胱俞、八髎、关元、中极、气海、曲骨、会阳、会阴、长强等穴位又为局部取穴，可直接调整局部脏腑组织功能，加用艾条温针灸，一方面是艾条的温通作用，另一方面是艾条的温热作用通过针体直达体内，进一步加强温肾通督作用。所以通过针灸能调节局部肌肉、神经的协调性，改善局部供血，从而改善神经营养，减轻压迫而达到治疗作用。

（一）技术操作方法

1. 器械准备

（1）材料特性性能：针具要求有较高的强度和韧性的一次性不锈钢针灸针，针体挺直滑利，能耐高热、防锈，不易被化学物品腐蚀。

（2）型号：直径为 0.30 毫米，长度为 1.5 寸（40 毫米）、2 寸（50 毫米）、3 寸（75 毫米）及 4 寸（100 毫米）。

（3）艾条：选用含绒量高，能正常燃烧的普通艾条即可。

2. 详细操作步骤

（1）体位：一般治疗时，先仰卧位，后俯卧位，每次治疗均取两种体位。

（2）主穴：①仰卧位取气海、关元、中极、曲骨、水道。②俯卧位取命门、肾俞、八髎、秩边。

（3）配穴：①仰卧位加三阴交、太溪、阴陵泉。②俯卧位加会阳、长强、会阴。

（4）消毒：每个穴位均先用碘酊棉签由内而外消毒一遍，再用75%酒精脱碘，消毒范围直径不小于5厘米。

（5）操作方法：①仰卧位，每次选主穴气海、关元、中极、曲骨中的三个及三阴交温针灸，针刺双侧水道，进针1.5～2寸，气海、关元、中极、曲骨等穴位每次针感均应出现向会阴部强烈的放射，尿道部有麻、窜不适感；根据具体辨证可选用1～2个配穴普通针刺。②俯卧位，命门、肾俞、八髎，用1.5～3寸毫针，据患者胖瘦进针1.5～2寸，得气后给予温针灸，留针20分钟。秩边以4寸毫针,45°角进针，针尖朝向会阴部，在进针至2.5～3寸时，肛周出现强烈的针感，继续进针，肛周针感消失，出现酸、胀并向尿道及前阴生殖器放射的强烈针感，得气后起针，不留针，隔天1次；如果患者有鞍区麻痹、大便失禁等症状，每次选用配穴1～2个，普通针刺。

3.治疗时间及疗效

10次为1个疗程，疗程间休息2天，最好能连续治疗，如果时间不允许，至少1周治疗3～4次。连续治疗3个疗程后进行一次疗效评定，观察临床症状改善情况，复查双肾、输尿管及膀胱彩超，查看肾积水及膀胱充盈情况，在排尿后再次超声查看残留尿的量。有条件者可每天治疗2次，上午治疗时主穴可给予电针刺激不加艾灸，下午给予温针灸，连续治疗2～3个月，有效者继续治疗，多数需治疗半年以上。

4.关键技术环节

1）主要为针刺治疗手法问题：秩边以4寸毫针,45°角进针，针尖朝向会阴部，在进针至2.5～3寸时，肛周出现强烈的针感，继续进针，肛周针感消失，出现酸、胀并向尿道及前阴生殖器放射的强烈针感，得气后起针，不留针，隔天 1 次；气海、关元、中极、曲骨等穴位，每次针感均应出现向会阴部强烈的放射，尿道部有麻、窜不适感。

2）温针时的细节与安全问题。由于温针时艾条在针柄上，操作时，留在皮肤外的针体长度要合适，过短容易产生烫伤及不能耐受，过长容易发生倾倒，故选针具不宜太细太软。另外，每次艾灸点着后，根据纸张厚度，要在温针部位的皮肤上垫一到两层纸张，以防止艾条燃烧时皮肤被灼伤或灰烬脱落造成烫伤。

5.适应证

主要用于囊性脊柱裂且幼年手术治疗后，但仍然存在排尿功能异常的，年龄在 7 岁以上能配合的儿童及成年患者。对于隐性脊柱裂也同样可以应用，但一般针灸治疗即可达到不错疗效，可不必如此复杂治疗。一般可不加艾灸治疗，精选其中部分穴位。

6.禁忌证

对于阴虚体质及瘢痕体质要慎用艾灸，对于年龄较小不能很好配合的儿童，要慎用艾灸，防止烫伤。

（二）意外情况及处理方案

少数情况会有轻度皮肤烫伤，出现水疱，较小水疱可不必处理，较大者可局部消毒后，以无菌针刺破排出疱液，局部防止感染及擦破皮肤，一般几天后可愈合。

附：验案

案 1　张某，女，13 岁，学生，河北深县人，1982 年 7 月 10 日就诊。

患者尿失禁13年。患者幼年因骶尾部突出包块而经X线确诊为囊性脊柱裂，在北京手术治疗后，一直遗留小便失禁，完全不能控制排尿，24小时尿滴沥不尽，有尿即出，活动时加重，需衬有尿垫，因怕尿液外渗而难为情，不敢坐在床上，多站立，现时值夏天，尿味扑鼻。下肢行走跛行，无智力障碍，平时多便秘，2~3日1次，略进食不当则出现大便失禁，鞍区轻度麻木，局部发凉，感觉迟钝。辨证：患者疾病为胎儿时期形成，属于先天发育不足，下元不能固摄所致。

治法：治疗当以温补肾阳，助膀胱气化功能，调理任督二脉为主，取穴以膀胱经、任督二脉为主，配合肾经、脾胃经穴位。选穴取命门、肾俞、膀胱俞、关元、气海、中极、曲骨、八髎、秩边等为主，适当加会阴、长强、三阴交、足三里等，同时每次可以选主穴2~4个给予温针灸，治疗后期也可以单纯针刺不加灸，加用温针灸效果更好。

患者经上述方法连续治疗1个月病情好转，能短时间憋尿，鞍区麻痹好转。2~3个月后白天能控制排尿，但憋尿时间相对较短，尿频，晚上控制差，曾短时间给予会阴穴注射硝酸士的宁0.5~1毫升2次，继续治疗共半年后痊愈，一直随访，此患者能自立生活，开书报亭，并结婚生子。

案2 雷某，男，17岁，河北灵寿县人，2009年5月20日就诊。患者小便失禁伴尿液残留17年。患者出生后发现后背骶尾部有软包块，在1岁时手术治疗，随年龄增长，发现有小便失禁，并伴有尿不尽，长期带尿垫，因自卑心理，不愿上学，初中毕业后未再读高中。无智力异常，下肢走路不细看无明显异常，生殖系统发育略差，无其他明显异常。辨证：患者疾病为胎儿时期形成，属于先天发育不足，下元不能固摄所致。

治法：间断温针灸命门、肾俞、膀胱俞、关元、气海、中极、曲骨、八髎等穴。

因路途略远，患者不能每日治疗，经间断温针灸治疗配合间断的临时导尿治疗 1 年余，患者排尿异常明显好转，但仍偶有泌尿系感染，与患者不及时排尿有关。治疗显著好转后，停止针灸治疗。经随访，患者病情稳定，于 2 年后结婚生育，无复发。

（石家庄市第三医院　封丽华）

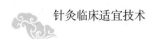

补肾止溺针灸法治疗女性压力性尿失禁技术

补肾止溺针灸法治疗女性压力性尿失禁技术是选取肾俞、次髎、中髎、会阳、足三里、三阴交（双侧）等穴，补益肾气，固本止溺，以促进脏腑功能的恢复。本法选取膀胱经、胃经及脾经上的穴位，共奏补肾固本、止溺之功。

（一）技术操作方法

1. 器械准备

（1）材料特性、性能：针具要求有较高的强度和韧性的一次性不锈钢针灸针，针体挺直滑利，能耐高热、防锈，不易被化学物品腐蚀。

（2）型号：直径 0.30 毫米，长度为 1.5 寸（40 毫米）、3 寸（75 毫米）。

2. 详细操作步骤

（1）体位：患者取俯卧位。

（2）主穴：肾俞、次髎、中髎、会阳、足三里、三阴交。

（3）配穴：心肾不交证加内关、太溪；脾肾两虚证加水泉；肝肾不足证加太冲、大钟；肝郁气滞证加行间、支沟；肺肾虚寒证加孔最、水泉。

（4）消毒：每个穴位均先用碘酊棉签由内而外消毒一遍，再用 75% 酒

精脱碘，消毒范围直径不小于 5 厘米。

（5）操作方法：针刺前嘱患者排尿，次髎、中髎、会阳采用 3 寸针直刺，进针深度 2～2.4 寸，肾俞、足三里采用 1.5 寸针直刺，进针深度 1～1.4 寸，三阴交采用 1.5 寸针直刺，进针深度 0.8～1.2 寸。行提插捻转手法，患者感觉局部出现酸、胀、麻感或针感向肛门或会阴部放射为宜。

3.治疗时间及疗程

每天针灸 1 次,6 天为 1 个疗程。休息 1 天后，继续第 2 个疗程的治疗，连续治疗 4 个疗程。

4.关键技术环节

要求针刺得气，针刺时要求针感有传导，尤其是腰骶部穴位，要求针感能够传导到尿道、会阴及膀胱部位。

5.适应证

符合女性压力性尿失禁的临床诊断标准，患者年龄、病程不限。

6.禁忌证

1）神经源性膀胱、生理性尿失禁、冲动性尿失禁及需外科手术治疗的尿道括约肌闭锁不全、异位输尿管等泌尿系统器质性病变及伴有泌尿系感染尿失禁患者。

2）合并心血管、脑血管、肝、肾和造血系统等严重原发性疾病者及精神病患者。

3）主观排斥针灸治疗及对金属过敏者。

4）不自愿签署知情同意书者。

5）有脊柱外伤史。

6）近3个月服用过激素类药物。

（二）注意事项

1）腰骶部穴位应在排空膀胱后进针，过饥过饱均不应立即针刺。

2）针刺前后注意观察患者表情变化，有不适应当及时调整进针方向及深度。

3）针刺前应认真仔细地检查针具，对不符合质量要求的针具及时剔除。

4）操作者要全神贯注，注意针感的获得。

5）在针刺过程中，嘱患者不要随意变动体位，避免受到挤压造成弯针。

6）注意对患者的隐私进行保护，以免引起患者心理不适造成肢体过度紧张。

（三）意外情况及处理方案

1）在治疗前仔细检查针具的生产日期、包装等情况，操作时严格遵守无菌操作。

2）患者处于过饥、过饱、大汗、劳累等情况时，切勿行治疗。

3）针刺过程中，会遇到针刺异常情况的发生，如晕针、滞针、弯针、血肿等是较为常见的。晕针发生时，立即停止针刺，取起针具，去枕平卧，注意保暖。症状较轻者，予以温（糖）水服用即可。若症状持续或加重，应立即采取急救。滞针发生时，缓解患者紧张心情，并适当延长留针时间，通过对局部的循、按或者针刺以舒缓肌肉的紧张，并缓慢将针取出。弯针现象发生时，让患者放松，利于缓解局部肌肉的紧张及痉挛，缓慢轻柔地顺着针体弯曲的方向取针，切勿盲目地硬拔，以防发生断针、血肿等现象。断针发生时，让患者放松，防止针体往更深层陷入，当针残端裸露于皮肤之上，可徒手或借用工具将其取出；若针残端在皮肤水平，按压局部皮肤，使残端高于皮肤，以利于取出；如断针完全没于肌肉内，必须得手术取出。血肿现象发生时，与患者耐心解释，用消毒棉球长时间按压，切勿揉搓，血肿范围小的可自行吸收，若面积较大，先冷敷以止血，后进行热敷以利于血肿消散。

附：验案

案　张某，女，33岁。4年产后出现压力性尿失禁，日常无明显症状，偶尔咳嗽，大笑时尿液不自主流出，2年前于某三甲医院就诊，确诊为压力性尿失禁轻型，服用药物治疗（具体药物不详）效不显。近2个月来因劳累致症状加重，尿液不自主流出。查面色苍白，舌质淡苔薄白，脉细。中医辨证为遗溺，脾肾两虚型。西医诊断为压力性尿失禁。

治法：取肾俞、次髎、中髎、会阳、足三里、三阴交、水泉，各穴常规消毒。毫针针刺得气后行补法，局部出现酸、胀、麻感及针感向肛门或会阴部放射。每天针灸1次，6天为1个疗程。治疗7个疗程之后，尿液不自主流出次数明显减少，继续治疗5个疗程后症状消失，继续治疗1个疗程以巩固疗效。

患者素体虚，又因妊娠、分娩损伤脏气，脏气虚衰，气化不固，膀胱约束无权则尿失禁。治疗方中，肾俞、会阳、次髎和中髎均为膀胱经腧穴，足太阳膀胱经可治膀胱、子宫、大肠、小肠、肾等的疾患。会阳位于骶部，其深层分布阴部神经干，而尿道外括约肌受阴部神经支配，因此针刺会阳能够促使尿道外括约肌收缩，提高机体自主控制排尿的能力。次髎、中髎分别为第2、第3骶神经后支走行之处，周围分布交感神经纤维，针刺该穴能够兴奋交感神经纤维，激活尿道内括约肌上的 α-肾上腺素受体，进而引起尿道内括约肌收缩，增加尿道压力，有助于缓解小便失禁症状。足三里为足阳明胃经经穴，阳明经为多气多血之经，足三里为合穴，三阴交为足厥阴肝经、足太阴脾经、足少阴肾经交会穴。此外，足三里可治一切虚劳诸症，而肾气虚、肺气虚和脾气虚皆属虚证，因而体现出选用足三里的独到之处。诸穴相互配伍，共奏培补肾气、补气固本之功，故能取得满意效果。

（河南中医药大学第一附属医院　周巧）

针灸足三里、内关、中脘治疗化疗相关恶心呕吐技术

对《黄帝内经》及有关针灸典籍进行查阅发现，治疗胃（脘）痛、呕吐、呃逆等胃肠疾患，选用经脉较多者依次为任脉、胃经与脾经等。所选穴位较集中于足三里、中脘与内关等。历代针灸医家治疗胃病呕吐等证，无论虚实，均选足三里、中脘、内关三穴，据八脉交会穴配穴法，内关与公孙配合使用可以用于治疗胃、心、胸的疾患，同时配合温和灸法，共达温补中焦，和胃降逆止痛之功。

（一）技术操作方法

1. 器械准备

（1）材料特性、性能：针具要求有较高的强度和韧性的一次性不锈钢针灸针，针体挺直滑利，能耐高热、防锈，不易被化学物品腐蚀。

（2）型号：直径为 0.30 毫米，长度为 1 寸（25 毫米）、1.5 寸（40 毫米）。

2. 详细操作步骤

（1）体位：患者采取仰卧位。

（2）主穴：中脘、内关、足三里、公孙。

（3）配穴：肝气犯胃加太冲（双侧）、阳陵泉（双侧）；脾胃虚寒加太

白（双侧）；胃阴不足加太溪（双侧）。

（4）消毒：每个穴位均先用碘酊棉签由内而外消毒一遍，再用75%酒精脱碘，消毒范围直径不小于5厘米。

（5）操作方法：用右手拇、食、中三指持用1寸毫针在内关、公孙直刺0.5寸，行捻转手法1分钟，局部产生酸、胀、沉感；持用1.5寸毫针，在中脘、足三里直刺进针1～1.5寸，快速捻转1分钟，局部产生酸、胀感，留针40分钟，期间（除中脘外）行针2次。进针结束后，在留针期间同时进行腹部的艾箱灸，艾箱覆盖范围：上至鸠尾，下至关元，左右宽度涵盖胃经（脐旁2寸）、脾经（脐旁4寸）的区域，根据患者耐热程度适当调整艾箱高度或者箱内艾条的数量，与针刺同时进行40分钟，以达透灸效果为最佳。

3. 治疗时间及疗程

每天针灸1次，每次取7个穴位（取双侧，左右对称），根据辨证分型进行适当配穴，化疗前3天开始进行针灸相关治疗，直至化疗结束后巩固治疗3天，以预防迟发性恶心呕吐反应，此为1个治疗周期，症状严重者，可适当延长治疗时间直至症状消失。

4. 关键技术环节

1）针刺治疗的时间选择在化疗开始前3天进行预防性治疗及化疗结束后3天巩固性治疗预防迟发性恶心呕吐的发生。

2）针刺得气程度要合理掌握，以维持和缓的得气，针感不宜太强，也不能太弱。

3）艾箱灸过程中时刻关注患者感觉，以患者耐受为度，防止烫伤等情况的出现。

5.适应证

适用于符合西医恶性肿瘤的诊断标准，需进行相关肿瘤化疗，且符合中医呕吐的诊断标准，诊断明确，年龄在18～75岁者，一般状况卡劳夫斯基评分>60分者。

6.禁忌证

1）合并有心血管、脑血管、肝、肾和造血系统等严重危及生命的原发性疾病及精神病患者；某些感染性疾病，如艾滋病和肝炎等，以及溃疡性皮肤病和血液病患者。

2）妊娠或哺乳期患者。

3）一般状况卡劳夫斯基评分<60分者。

（二）注意事项

1）初次治疗选穴宜少，手法要轻，治疗前要消除患者对针刺手法治疗的顾虑，同时选择舒适持久的体位，避免由于过度紧张而造成晕针。

2）针刺手法应严格按照要求进行操作，避免由于手法过重或时间过长，造成局部疼痛或轻度肿胀，甚或青紫瘀斑、疲乏无力等。

3）针刺前应认真仔细地检查针具，对不符合质量要求的针具及时剔除。

4）在针刺过程中，嘱患者不要随意变动体位，避免受到挤压造成弯针。

5）当患者感受任何不适时，应立即停止针刺，取出针具，必要时需进行相关急救操作。

（三）意外情况及处理方案

1）由于手法不当，可能造成个别患者局部疼痛或轻度肿胀，甚或青紫

瘀斑、疲乏无力。要及时调整手法，以免影响治疗。

2）个别患者因精神紧张、体质虚弱等，可能出现头晕目眩、面色苍白、心慌气短、出冷汗、恶心欲吐、精神疲倦、血压下降、脉沉细等症状，应立即起针，让患者平卧，头部放低，松解衣带，注意保暖。轻者静卧片刻，给予热茶或温开水饮之，即可恢复。重者在行上述处理后，可针刺水沟、内关等穴，即可恢复。

附：验案

案　张某，男，57岁。食管癌术后进行相关化疗，在化疗过程中见恶心、呕吐明显，呕吐物开始可见未消化食物残渣，后见白色黏液，一天可见呕吐8~9次，夜间尤甚，不思饮食，纳呆伴嘈杂不适，未见胃痛、反酸、烧心等症，大便不通，2~3天1次，排气少，面黄无光泽，舌质淡，可见齿痕，苔薄白，脉沉细。既往史可见患者平素手足冰凉，腹部喜温喜按。辨证为脾胃虚寒证。

治法：遂予针灸相关治疗，穴取中脘、内关（双侧）、足三里（双侧）、太白（双侧）、公孙（双侧），同时配合艾箱灸治疗40分钟，治疗过程中患者呕吐次数有所减少。次日二诊，患者自述针灸治疗后当天夜间较前有所减轻，继续维持原方案治疗，嘱患者清淡饮食，进食易消化食物，少食多餐。原方案治疗至化疗结束，患者呕吐次数随治疗次数的增多不断减少至无，化疗结束后行原方案巩固治疗3天，每天1次。

（河南中医药大学第三附属医院　罗磊）

温针灸治疗顽固性呃逆技术

温针灸治疗顽固性呃逆技术是将针刺与艾灸相结合的一种方法，即在留针过程中，将艾绒搓团捻裹于针柄上点燃，通过针体将热力传入穴位，具有温通经脉、行气活血、调理气机、顺气降逆的作用。选取中脘、气海、内关、足三里、膈俞、胃俞、尺泽温针灸治疗以达调理气机、顺气降逆之功效。

（一）技术操作方法

1. 器械准备

（1）材料特性、性能：针具要求有较高的强度和韧性的一次性不锈钢针灸针，针体挺直滑利，能耐高热、防锈，不易被化学物品腐蚀。

（2）型号：直径为 0.30 毫米，长度为 1.5 寸（40 毫米）、2 寸（50 毫米）。

2. 详细操作步骤

（1）体位：患者取俯卧位、仰卧位。

（2）主穴：中脘、气海、内关、足三里、膈俞、尺泽。

（3）配穴：脾胃阳虚者加胃俞、脾俞；气机瘀滞者加期门、太冲；胃火上逆、胃阴不足者只针不灸。

（4）消毒：每个穴位均先用碘酊棉签由内而外消毒一遍，再用75%酒精脱碘，消毒范围直径不小于5厘米。

（5）操作方法：①俯卧位，用右手拇、食、中三指持1.5寸毫针，在膈俞向脊柱方向斜刺0.5～0.8寸，快速捻转至局部酸、胀，针感扩散至肋间为宜。留针20分钟，期间将艾绒搓团捻裹于针柄上点燃，或将艾条悬于针柄上方温灸，避免烫伤。②仰卧位，用右手拇、食、中三指持1.5寸毫针，在气海、内关、尺泽直刺0.8～1寸，快速捻转至局部酸、胀；用右手拇、食、中三指持2寸毫针，在足三里直刺1.5寸，快速捻转至局部酸、胀，或有麻电感向足背反射；留针25分钟，期间同时施温灸治疗，将艾条悬起温灸内关、尺泽处，避免烫伤。

3.治疗时间及疗程

每天针灸1次，每次先俯卧位，然后仰卧位，5天为1个疗程。休息2天后，继续第2个疗程的治疗，连续治疗2个疗程。

4.关键技术环节

艾灸顺序先背部后腹部，先左侧后右侧，寻找有压痛的穴位以得气为主。

5.适应证

符合西医膈肌痉挛的诊断标准，且符合中医呃逆病的诊断标准，诊断明确者。

6.禁忌证

1）妊娠期患者。

2）有发热或急性感染情况者。

3）患有严重高血压、心脏病，且控制不稳定者。

4）患有严重出血疾病的患者。

5）小儿或者癫痫发作期间不能配合者。

6）操作部位患有皮肤病或局部皮肤溃破者。

（二）注意事项

1）针刺前应认真仔细地检查针具，对不符合质量要求的针具及时剔除。

2）针刺手法应严格按照要求进行操作，膈俞不可深刺，以免形成气胸。

3）进针和行针时手法不宜过猛，以防出现弯针或者断针的现象。

4）患者过劳、饥饿及过度紧张情况下不宜针刺，以免发生晕针。

5）要进行严格的无菌操作，操作前要进行手消毒及施术部位的消毒。

6）留针施灸过程中嘱咐患者不要任意移动肢体，以防滞针或艾火脱落灼伤皮肤。可预先用硬纸剪成圆形纸片，并在中间剪一圆孔，套于针上。

（三）意外情况及处理方案

1）个别患者因情绪紧张或过度虚弱时，出现头晕恶心、面色苍白、冷汗等症状，考虑晕针，应立即起针，让患者平卧，脚部抬起，注意室内通风，静卧片刻无缓解者，可给予温开水或葡萄糖注射液口服，重者可针刺十二井、十宣等。

2）若患者俯卧位留针过程中出现胸痛、胸闷、心慌、气短、呼吸不畅等现象时考虑可能出现气胸，需及时起针，立即给患者吸氧，并与急救科室联系，及时采取相应的救治措施。

3）在施灸过程中若万一不慎灼伤皮肤，出现小水疱，无须处理，可自行吸收；若水疱较大，可用无菌注射器抽去疱内液体，局部消毒，保持干燥，注意防止感染。

附：验案

案　任某，男，61岁，以"持续打嗝2天"为主诉来诊。经询问病史，患者自诉2天前受凉后出现打嗝，不能自止，伴见胃脘部胀满不适，口淡不渴，进食冷饮、抽烟后症状加重，饮热水后缓解，苔白，脉沉。辨证为呃逆病之胃中寒冷证。

治法：第1天选取攒竹、膻中、中脘、足三里、膈俞、脾俞、胃俞针刺治疗，配合红外线照射，留针30分钟，患者症状未见明显改善。第2天针刺取穴中脘、足三里、膈俞、内关、尺泽、气海、脾俞、胃俞，配合红外线照射，留针30分钟。取针后患者症状缓解1小时，1小时后呃逆反复。取足三里、内关给予盐酸甲氧氯普胺各2毫克穴位注射后，患者上午症状缓解，午后症状反复。第3天，取穴不变，留针时施以温灸治疗，患者白天症状缓解。第4天复以上述方法治疗，夜间呃逆症状减轻。以此方案治疗5天，嘱休息2天，患者诉进食冷饮后有轻微呃逆，但可自行缓解。后续治疗5天而愈。2个月后随诊未反复。

（宁夏回族自治区平罗县中医医院　王爱丽）

督灸脐灸治疗慢性功能性便秘（脾肾阳虚证）技术

督灸脐灸治疗慢性功能性便秘（脾肾阳虚证）技术是在督脉大椎到腰俞段予以隔姜和隔药灸，具有施灸面积广和热量足的优势，对于虚寒性疾病效果显著，督灸温热效果可经过督脉直接到达肾，起到益肾通督与温补元阳效果。脐灸的温热效果可直达命门，起到补火助阳的效果。脾肾阳虚证患者采用督灸脐灸治疗效果确切，可明显减轻临床症状，改善生活质量，具有较高临床应用价值。

（一）技术操作方法

1. 器械准备

（1）材料特性、性能：艾绒要求颗粒细腻，香而轻，不刺鼻，艾绒纯度15：1。

（2）型号：3年陈艾。

2. 详细操作步骤

（1）体位：患者取俯卧位、仰卧位。

（2）材料准备：①督灸粉。由炙甘草、党参、黄芪、当归、升麻、枳壳、肉桂、肉苁蓉、制附子组成，均等份并予以超微粉碎，经100目筛，取3克药粉研磨备用。②姜泥。取1 500克新鲜生姜洗净，切为丁，并利用打浆机进行打碎，将姜汁拧出，选干湿适中姜泥留作备用。③适量艾绒、60 厘米 × 60 厘米桑皮纸 1 张。④面圈。以温开水将面粉调制为厚度 1.5 厘米左右和周长 12 厘米左右的圆圈状，将面圈中间孔调整至与患者脐孔大小较为一致，备用。⑤艾炷。将艾绒搓为底面直径 2 厘米左右、高 2 厘米左右圆锥状物。

（3）消毒：督灸时用碘酊沿着脊柱正中由上至下予以消毒 3 遍，用 75% 酒精棉球予以脱碘；脐灸时将神阙穴暴露，用 75% 酒精棉球予以常规消毒。

（4）操作方法：督灸时取俯卧位，医者用蘸姜汁棉球沿着脊柱正中由上至下进行涂擦 1 遍，将药粉均匀撒在脊柱正中，取桑皮纸平铺于督脉上，并将姜泥垒在桑皮纸上，用压舌板将姜泥调整为上宽约 45 毫米、下宽约 55 毫米、高宽约 30 毫米梯形，并于姜泥中央位置按出深约 5 毫米、宽约 5 毫米凹槽，将已经搓好 40 毫米 × 20 毫米梭状艾绒首尾相压放置在凹槽内，将艾炷头、中、尾三点点燃，燃尽是 1 壮，共燃 4 壮。脐灸时取仰卧位，将神阙穴暴露，面圈放置在神阙穴上，取药粉用毛笔将脐孔填满，将艾炷立在药粉上，后点燃施灸，连续施灸 6 壮。督灸结束后，将姜泥撤去，用湿热毛巾将残留药粉、姜泥擦拭干净。脐灸结束后，将面圈撤下，用干棉球对脐周予以清理，取无菌敷贴将脐中药粉固定，于 24 小时取下，并使用温开水清理神阙穴局部。

3. 治疗时间及疗程

脐灸治疗，每周 1 次，10 周为 1 个疗程；督灸每 2 周进行 1 次治疗，10 周为 1 个疗程。休息 1 周后，继续第 2 个疗程的治疗，连续治疗 3 个疗程。

4.关键技术环节

1）脐灸治疗时间选在上午 7～11 点，督灸治疗时间选在下午 7 点之前。

2）艾灸温度要适度，以灸时温热舒适为度，热感不宜太强，也不能太弱。

3）灸后注意保暖。

5.适应证

符合西医慢性功能性便秘的诊断标准，且符合中医便秘的诊断标准，诊断明确，年龄在 18～65 岁者，均可采用本法治疗。

6.禁忌证

1）合并有心血管、脑血管、肝、肾和造血系统等严重危及生命的原发性疾病及精神病患者；某些感染性疾病，如艾滋病和肝炎等，以及溃疡性皮肤病和血液病患者。

2）妊娠或哺乳期患者。

3）不是以便秘为主的其他相关病症的患者。

4）对本研究使用中药粉过敏者。

（二）注意事项

1）要求患者在治疗期间调节饮食，以清淡素食为主，多食用植物蛋白，如大豆、花生、蔬菜等。忌食一切酒类和鱼、虾、鸡肉、羊肉、狗肉及肥甘之品，以免降低疗效或发疱过大。

2）治疗室内应有排烟设施，保持排烟通畅，以免污染空气。

3）治疗后注意保暖，适当休息，不能熬夜和久居空调室。

4）初次治疗艾灸量不宜过重，温度适宜，治疗前要消除患者对灸疗治疗该病的顾虑，同时选择舒适持久的体位，避免由于过度紧张而造成晕灸。

5）医者在操作时要密切注意患者情况，防止由于患者活动而引起艾绒脱落；患者治疗结束后，医者应嘱其缓慢坐起，并在治疗床上静坐 5～10 分钟，以免出现体位性眩晕而摔倒。

6）灸后若患处皮肤有过敏反应，应暂停使用，防止感染，待过敏现象消失后可继续使用。

（三）意外情况及处理方案

1）个别患者由于体内湿气重，可能会起水疱，如果是很小的水疱不用处理，等待自然吸收。如果较大的水疱，先用碘酊消毒，然后用消毒的针灸针刺破水疱放出液体或者用无菌注射器把水疱内的液体吸出，涂抹烫伤药膏，覆盖消毒的纱布，保持局部清洁。注意不要沾水，不要洗澡，预防感染，同时忌食辛辣刺激食物。

2）个别患者因精神紧张、体质虚弱等，可能出现头晕目眩、面色苍白、心慌气短、出冷汗、恶心欲吐、精神疲倦、血压下降、脉沉细等症状，应立即停止治疗，让患者平卧，头部放低，松解衣带，注意保暖。轻者静卧片刻，给予热茶或温开水饮之，即可恢复。重者在行上述处理后，可针刺水沟、内关等穴，即可恢复。

3）出现意外情况时，应进行以上相应的处理，并追踪调查，记录结果。将出现的症状及病情程度、发生日期、频率、持续时间、缓解日期、

处理措施、处理经过、处理结果及随访情况等记录于病例观察表上，并且在综合考虑合并疾病、合并用药等方法的基础上，评价其与治疗的相关性，由医师详细记录。

附：验案

案 李某，男，56岁，以便秘反复性发作10年余，加重半年为主诉来诊。现症见：半年前吃西瓜后出现排便困难，有排便不净感，3~5天1次，大便干结，畏寒肢冷，手足不温，腹中冷痛，得温得按后觉舒，形体消瘦，少气懒言，苔白，脉沉细。辨证为便秘（脾肾阳虚证）。便秘，与胃、肠、肾、脾具有紧密联系，随年龄增长，肾阳逐渐衰弱，而肾是先天之本，命门火衰日久，加之脾阳失温煦，致使脾阳不足，脾是后天之本，其主运化，脾肾阳虚，进而脾胃运化失司，继而阴寒内结在下焦，诱导肠道传导不利而发病。

治法：督灸辅助脐灸来治疗。首先进行脐灸治疗，每周进行1次，10周为1个疗程；然后进行督灸，每2周进行1次治疗，10周为1个疗程。1个疗程结束后，患者排便困难缓解，无排便不净感，2~3天1次，怕冷减轻。休息1周后，继续第2个疗程的治疗，连续治疗3个疗程。3个疗程后，患者排便顺畅，无排便不净感，1~2天1次，无乏力懒言，舌淡红，脉细。

督灸辅助脐灸对于虚寒性疾病效果显著，而督灸温热效果可经过督脉直接到达肾，起到益肾通督与温补元阳效果。脐灸与督灸共同强化温补元阳，从而达到提高临床治疗效果。督灸和脐灸中的制附子、肉苁蓉、肉桂具有温肾暖脾、补火助阳的效果，升麻、枳壳具有升清降浊的效果，当归有润肠通便、活血行气之效，黄芪、党参有润燥通便、益气生津之效，诸药共奏温肾暖脾、润燥通便之效。

（郑州市中医院　徐瑾）

毫针调气针法治疗胃痛技术

毫针调气针法治疗胃痛技术是依据《素问》《灵枢》中对于"根结穴"与《医门入学》中的"五脏别通"的记载，将中医传统的经络辨证与"五脏别通"为理论基础有机地结合的特色针灸疗法，配合原始点与全息疗法，以针刺经络起始点来激活经络之气，重点是疏通经络，调和气血，扶正祛邪。

（一）技术操作方法

1. 器械准备

（1）材料特性、性能：针具要求有较高的强度和韧性的一次性不锈钢针灸针，针体挺直滑利，能耐高热、防锈，不易被化学物品腐蚀。

（2）型号：直径为 0.30 毫米，长度为 0.5 寸（13 毫米）、1 寸（25 毫米）、1.5 寸（40 毫米）。

2. 详细操作步骤

（1）体位：患者取仰卧位或坐位。

（2）主穴：足三里、内关、头维、四白、厉兑。

（3）配穴：寒邪内积加神阙、公孙；湿热壅滞加阴陵泉、内庭；气滞血瘀加太冲、血海；脾阳不振加脾俞、神阙。

（4）消毒：每个穴位均先用碘酊棉签由内而外消毒一遍，再用75%酒精脱碘，消毒范围直径不小于5厘米。

（5）操作方法：用右手拇、食、中三指持0.5寸毫针，在四白向下斜刺进针0.3寸，局部产生酸、胀感；用1寸毫针在头维平刺0.8寸，行提插手法1分钟，局部产生酸、胀、沉感；用0.5寸毫针在厉兑直刺0.1寸，局部产生酸、胀感；用1寸毫针在内关直刺0.5寸，捻转手法，局部产生酸、胀感；用1寸毫针在公孙直刺0.6寸，行捻转手法，局部产生酸、胀感；用1.5寸毫针在足三里直刺1寸，行捻转、提插针法，局部产生酸、胀、沉、麻感，行针1分钟。期间行针2次，留针30分钟。起针时，先用左手轻压针旁皮肤，右手持针轻轻捻转，以松动针身，按所施补泻手法的具体要求，将针起出。注意不要猛拔，起针后用消毒干棉球轻擦局部，嘱患者休息片刻，方可活动。医者要检查针数，以防遗漏。

3.治疗时间

7天针刺1次,2周为1个疗程。

4.关键技术环节

针刺得气程度要合理掌握，以维持和缓的得气，针感不宜太强，也不能太弱。

5.适应证

符合西医消化系统疾病的诊断标准，且符合中医胃脘痛的诊断标准，诊断明确，年龄在18~65岁者，均可采用本法治疗。

6.禁忌证

1）合并消化性溃疡、胃黏膜有重度异型增生或病理诊断疑有恶变者。

2）合并心、脑、肝、肾和造血系统等严重原发性疾病、精神病患者。

3）妊娠或准备妊娠的妇女，哺乳期妇女。

（二）注意事项

1）初次治疗选穴宜少，手法要轻，治疗前要消除患者对针刺手法治疗的顾虑，同时选择舒适持久的体位，避免由于过度紧张而造成晕针。

2）针刺手法应严格按照要求进行操作，避免由于手法过重或时间过长，造成局部疼痛或轻度肿胀，甚或青紫瘀斑、疲乏无力等。

3）针刺前应认真仔细地检查针具，对不符合质量要求的针具及时剔除。

4）针刺头部穴位时，因头发遮挡出血不易发现，起针时应立即用消毒干棉球按压针孔，避免出血，引起血肿。

5）在针刺过程中，嘱患者不要随意变动体位，避免受到挤压造成弯针。

6）患者在进行针灸以后不要吹风，吹风很容易让身体受寒。

（三）意外情况及处理方案

1）由于手法不当，可能造成个别患者局部疼痛或轻度肿胀，甚或青紫瘀斑、疲乏无力。要及时调整手法，以免影响治疗。

2）个别患者因精神紧张、体质虚弱等，可能出现头晕目眩、面色苍白、心慌气短、出冷汗、恶心欲吐、精神疲倦、血压下降、脉沉细等症状，应立即起针，让患者平卧，头部放低，松解衣带，注意保暖。轻者静卧片刻，给予热茶或温开水饮之，即可恢复。重者在行上述处理后，可针刺水沟、内关等穴，即可恢复。

附：验案

案　刘某，女，30岁，既往体健。身体较弱，因胃痛前来就诊，上午吃了炸鸡，两大碗汤饭。症见胃部胀痛，口干，舌红，苔白腻，脉弦，辨证为胃痛。

治法：针刺足三里、内关、头维、四白、厉兑、阴陵泉、内庭。2个疗程后，患者诉诸症减轻，嘱患者按时复诊。之后患者在门诊康复治疗，3个月后，胃痛症状完全消失，精神佳。

（河南推拿职业学院　夏征）

扶阳针法治疗郁证技术

扶阳针法治疗郁证技术是在中医经络理论指导下，选取百会、灵骨、大白、火主、膻中、中脘、天枢、气海、足三里、阴陵泉、三阴交、内关等穴，运用针刺方法，提升患者阳气，"益火之源，以消阴翳"。本法立足于脾胃养心、疏肝扶阳，使阴平阳秘，气血调和，神志安宁。本法是在前期临床观察有效的基础上为临床提供的一种有效、安全的技术操作规范。

（一）技术操作方法

1. 器械准备

（1）材料特性、性能：针具要求有较高的强度和韧性的一次性不锈钢针灸针，针尖锋利、针体挺直滑利。

（2）型号：直径为 0.30 毫米，长度为 1.0 寸（25 毫米）、1.5 寸（40 毫米）。

2. 详细操作步骤

（1）体位：患者取仰卧位。

（2）主穴：百会、灵骨、大白、火主、膻中、中脘、天枢、气海、内关、足三里、阴陵泉、三阴交。

（3）配穴：肝郁气滞加太冲、期门；痰火郁结加丰隆、内庭、外关；心血虚者加心俞、血海；心脾两虚者加心俞、脾俞；心胆气虚者加心俞、胆俞；心肾不交者加心俞、肾俞、太溪。

（4）消毒：每个穴位均先用碘酊棉签由内而外消毒一遍，再用75%酒精脱碘，消毒范围直径不小于5厘米。

（5）操作方法：百会针尖向前、膻中针尖向下，均平刺，徐入1~1.2寸；灵骨、大白，手握拳向上，直刺1~1.2寸；内关、火主直刺0.8~1寸；中脘、天枢、气海、足三里、阴陵泉、三阴交均直刺1~1.2寸。每穴捻转约1分钟，以酸、麻、胀、困、沉为佳。留针30分钟。

3.治疗时间及疗程

每天或隔天针刺1次,10次为1个疗程。休息2天后，继续第2个疗程的治疗，连续治疗2个疗程。

4.关键技术环节

1）选穴要准确，严格掌握进针角度、深度，进针宜徐缓。

2）针刺得气程度要合理掌握，以局部出现酸、沉、麻、胀或伴有放射感为最佳得气标志，针刺强度以患者能忍受为度，针感不宜太强，也不能太弱，操作完毕后即可起针，不留针。

5.适应证

1）符合中、西医的诊断标准者。

2）年龄在18~65周岁者。

6.禁忌证

1）器质性疾病或精神活性物质以及非成瘾性物质所导致的抑郁症患者。

2）丧失或不具备自主判断能力的患者。

3）具有严重自杀倾向或行为的患者。

（二）注意事项

1）治疗时要注意多跟患者沟通，关注患者情绪变化，若能解除情绪致病的原因可提高针灸疗效。

2）注意患者的生活作息习惯。建议患者合理膳食，早睡早起，结合患者自身情况，选择一项或几项喜欢的运动并长期坚持，此点尤为重要。

3）针刺前应认真仔细地检查针具，对不符合质量要求的针具及时剔除。

4）在针刺过程中，嘱患者不要随意变动体位，避免受到挤压造成弯针。

（三）意外情况及处理方案

1）由于手法不当，可能造成个别患者局部疼痛或轻度肿胀，甚或青紫瘀斑、疲乏无力。要及时调整手法，以免影响治疗。

2）个别患者因精神紧张、体质虚弱等，可能出现头晕目眩、面色苍白、心慌气短、出冷汗、恶心欲吐、精神疲倦、血压下降、脉沉细等症状，应立即起针，让患者平卧，头部放低，松解衣带，注意保暖。轻者静卧片刻，给予热茶或温开水饮之，即可恢复。重者在行上述处理后，可针刺水沟、内关等穴，即可恢复。

3）出现意外情况时，应进行以上相应的处理，并追踪调查，记录结果。将出现的症状及病情程度、发生日期、频率、持续时间、缓解日期、处理措施、处理经过、处理结果及随访情况等记录于病例观察表上，并且在综合考虑合并疾病、合并用药等方法的基础上，评价其与治疗的相关性，由医师详细记录。

附：验案

案1 李某，男，22岁。因面颊部痤疮来针灸科就诊。给患者把脉时发现左、右脉均弦，观其面相忧郁之色，遂追问病史，患者自述5年来常觉咽中异物感，吞不下，吐不出，经常感到情绪低落，不开心。耳鼻喉科检查未见异常，于当地各医院服药（西药、中药）治疗效果均不佳。纳可，大便溏结不调，1天1次，梦多，常年手脚冰凉，尤手凉。舌暗红，苔白，脉弦。辨证为郁证（肝郁气滞，心阳不足）。

治法：扶阳针法治疗，主穴取百会、灵骨、大白、膻中、内关、中脘、天枢、气海、足三里、阴陵泉、三阴交、火主，配穴取阳陵泉。1个疗程结束后，症状明显减轻，只吸入冷空气时会觉咽中不适，自述情绪较前好转很多。因个人原因要离开当地，未继续治疗。

案2　刘某，女，32岁。以间断性胸痛3年，加重3天为主诉前来就诊。3年前因家事生气后，常忧郁不畅，精神不振，郁郁寡欢，善太息，胸闷，时加重则胸痛，去当地各医院检查未见明显器质性病变。服药效不佳。3天前因与家人生气后胸痛又发作，经人介绍来就诊。纳差，多梦，情绪不稳，平素易生气，便干，1~2天1次，舌尖红，苔薄白，脉弦。辨证为郁证（肝郁气滞）。

治法：给予扶阳针法治疗，主穴取百会、灵骨、大白、膻中、内关、中脘、天枢、气海、足三里、阴陵泉、三阴交、火主，配穴取阳陵泉。1次治疗后胸痛大大缓解，3次治疗后胸已不痛，只余隐隐不适，1个疗程后患者自述情绪较前好转很多。

（河南省洛阳市中医院　杨燕）

针刺治疗慢性前列腺炎技术

针刺治疗慢性前列腺炎技术是笔者根据临床经验总结而成。慢性前列腺炎病位在前列腺，多由湿热外邪侵袭下焦，或脾失健运，或肝气郁滞，或肺肾气虚而致。脾肾气虚为本，湿热外邪、湿浊瘀毒阻滞精室是标。本病多迁延日久，疗程较长，故选取多经的多个腧穴，针刺、刺血、拔罐等多种方法并用，方能取得较好疗效。

（一）技术操作方法

1. 器械准备

（1）材料特性、性能：针具选取一次性不锈钢针灸针，因其具有较高的强度和韧性，且针身挺直滑利，具有耐高热、防锈、不易被腐蚀的优点。

（2）型号：直径为0.30毫米，长度为1.5寸（40毫米）、2寸（50毫米）。

2. 详细操作步骤

（1）体位：根据针刺穴位选取仰卧位或俯卧位。

（2）主穴：①针刺。第1组取三焦俞、肾俞、气海俞、大肠俞、关元俞、小肠俞、膀胱俞、委中、承山；第2组取头面部的百会，上肢的列缺、支沟、温溜，腹部的气海、关元、大赫、天枢、水道、归来，下肢的足三里、阳陵泉、三阴交、太溪、公孙、太冲。②刺血拔罐。第1组取大敦、隐白；第2组取委中；第3组取次髎。③拔罐取膻中、中脘、关元、天枢、章门、肺俞、心俞、肝俞、脾俞、肾俞。

（3）消毒：每个穴位均先用碘酊棉签由内而外消毒一遍，再用75%酒精脱碘，消毒范围直径不小于5厘米。

（4）操作方法：针刺时，先取俯卧位，针第1组腧穴；再仰卧位，针第2组腧穴。其中太冲直刺0.5~0.8寸，三焦俞、肾俞、气海俞、支沟、温溜、太溪和公孙直刺0.5~1寸，大肠俞、关元俞和膀胱俞直刺0.8~1.2寸，小肠俞直刺0.8~1寸，委中、气海、关元、大赫、天枢、水道、归来、阳陵泉和三阴交直刺1~1.5寸，承山、足三里直刺1~2寸，百会平刺0.5~0.8寸，列缺斜刺0.5~0.8寸。

第1组腧穴的肾俞、三焦俞、关元俞、膀胱俞，施提插或捻转补法；委中、承山施捻转泻法。第2组腧穴的百会、列缺、温溜、气海、关元、大赫、太溪、公孙、太冲施捻转补法，支沟、天枢、水道、归来、足三里、阳陵泉、三阴交施提插或捻转泻法。在得气的基础上施展补泻手法，提插泻法即重插轻提6次，提插补法即重提轻插9次；捻转泻法即向右用力捻转6次，捻转补法即左用力捻转9次。腹部腧穴不留针，其余腧穴留针20分钟。

刺血取穴大敦、隐白、委中、次髎时，3组交替使用，每周2次。刺血大敦、隐白时，先行按摩2分钟，再消毒，后以三棱针或一次性采血针点刺放血3~8滴。刺血委中时，观察委中及其周围，视其血络明显处，用一次性采血针点刺出血，然后拔罐。刺血次髎时，先用指揉法按摩 1 分钟，再用一次性采血针点刺出血，然后拔罐。

拔罐时，先腹部，后背腰部，闪火法拔罐，留罐 3～5 分钟，3～5 天 1 次。

3. 治疗时间及疗程

针刺治疗每周 2～3 次，拔罐 3～5 天 1 次，1 个月为 1 个疗程，至少治疗 2 个疗程。

4. 关键技术环节

1）针刺前要按揉穴位，使其放松，可避免晕针，且有助于得气。

2）针刺手法强度要适当，以促进和维持和缓的得气状态，针感不宜太强，留针时间不应过长，以免损伤正气。

5. 适应证

符合西医慢性前列腺炎的诊断标准，且符合中医精浊的诊断标准，诊断明确，年龄在 20～65 岁者，均可采用本法治疗。

6. 禁忌证

1）合并有心血管、脑血管和肝、肾等严重危及生命的原发性疾病的患者；患有感染性疾病、凝血机制障碍患者及精神病患者。

2）大吐、大汗、大出血等气血严重亏虚者。

（二）注意事项

1）针刺前应选择合适的体位，以舒适持久为原则，尽量选取卧位。

2）针刺前应认真仔细地检查针具，对不符合质量要求的针具及时剔除，并严格做好消毒工作，避免感染事故的发生。

3）对初次针刺或精神紧张的患者，治疗前要和患者积极沟通，消除其紧张情绪，并选取舒适易保持的体位，注意观察患者神色，以防晕针。

4）针刺时按照规范，掌握正确的针刺方向、角度和深度，腹部诸穴针刺要注意深度，防止刺入腹腔，同时注意针刺时手法轻重适宜，避免造成患者过度紧张或者疼痛。

5）起针后注意用消毒干棉球按压针孔，避免引起血肿。

（三）意外情况及处理方案

1）个别患者由于体质虚弱，或过于紧张，或医者针刺手法过重，可能引起神疲乏力、头晕目眩、多汗、心慌等症状，应立即停止针刺并起针，嘱咐患者平卧，松开衣带，注意保暖，使患者放松。一般饮用温开水即可恢复，重者可针刺或指针内关、人中。

2）针刺后，针刺部位出现肿痛，继则青紫，若微量出血或小块青紫瘀斑一般等其自行吸收即可，出血量、面积较大时，先局部冷敷，24小时后热敷以加速瘀血消散。

3）治疗过程中若患者出现出血、血肿、晕针等不良事件均需如实记录，同时尽快采取相应处理措施，直至患者情况缓解或完全恢复正常，并积极进行随访，对症状出现的时间、程度、持续时间、处理经过及结果详细地记录。

附：验案

案　周某，男，49岁，2019年9月4日前来就诊。尿频、尿急7年余，加重伴会阴坠胀、小腹隐痛10天。曾于某医院诊断为慢性非细菌性前列腺炎，经中西药物、针灸、理疗治疗，症状时轻时重，近2年来尿异味症状加重，异常难闻。现症见：形体适中，精神尚可，面色少华，纳可，睡眠质量差但能入睡，尿频、尿急、余沥不尽、会阴部坠胀不适、小腹隐痛，尿道口间有白浊液溢出，会阴潮湿，小便有异味，色黄，有泡沫，大便一天一次，舌淡胖、有齿痕，苔白腻，脉细。西医诊断为慢性前列腺炎。中医辨证为精浊，属湿热蕴结、正虚邪恋。

治法：清热利湿、兼以扶正。①先针刺，俯卧位取三焦俞、肾俞、气海俞、大肠俞、关元俞、小肠俞、膀胱俞、委中、承山，仰卧位取百会、列缺、支沟、温溜、气海、关元、大赫、天枢、水道、归来、足三里、阳陵泉、三阴交、太溪、公孙、太冲，补泻兼施。各留针20分钟。②再点刺出血，取双侧大敦、隐白，每穴出血3~5滴。委中、次髎点刺出血后，进行拔罐。③拔罐取膻中、中脘、关元、天枢、章门、肺俞、心俞、肝俞、脾俞、肾俞。

二诊：针刺后尿频、尿急和会阴坠胀、小腹部疼痛明显减轻。针刺如前，委中、次髎点刺出血加拔罐，出血量较多。再腹部俞募穴拔罐，留罐5分钟。

按照上述方案治疗，鼓励患者树立信心，坚持治疗，诸腧穴灵活交替使用，每周针刺3次，点刺出血与拔罐每周各1次。同时，嘱咐患者每晚按摩小腹5分钟，饮食清淡，多饮水，少饮酒、少食肥腻食物，适当运动。经过2个月的治疗和调理，症状逐渐减轻、消失，已经正常工作和生活。6个月后随访，未复发。

（山东中医药大学附属医院　张永臣）

针灸推拿"升气培元"分期治疗低血糖症技术

针灸推拿"升气培元"分期治疗低血糖症技术是基于临证经验总结而成。低血糖症多属于大气下陷症。大气即胸中之宗气，居于胸中，以"原气为根本"，又靠"水谷之气为养料"来充养，才能发挥走息道而司呼吸，主全身之气，贯心脉而行气血，统摄三焦气化，与人体的视、听、言、动等机能相关的生理功能。张锡纯云："肺气所以能呼吸者，实赖胸中大气""大气者，充满胸中，以司呼吸之气""能撑持全身，为诸气纲领""贯膈络肺之余，又出于左乳下为动脉，是此动脉，当为大气余波。"饮食的消化腐熟及命门之火的生长旺盛，均依赖于心、肺之阳的布散宣通，"但其布护宣通之原动力，实又赖于胸中大气"。可见大气"为生命之宗主"与生命活动密切相关。若因力小负重，或空腹劳作，或病后气力未复而过度活动，或泄泻日久，或服破气药太过，或气分虚极等形成。大气下陷后，心、肺、肝、肾、三焦诸脏腑失去正常的生理功能，产生一系列复杂的症状，云："（大气）能撑持全身，振作精神，以及心思脑力、官骸动作，莫不赖乎此气。此气一虚，呼吸即觉不利，而且肢体酸懒，精神昏聩，脑力心思为之顿减。若其气虚而且陷，或下陷过甚者，其人即呼吸停顿，昏然罔觉。"只有使下陷之大气复位，才能重新恢复大气的正常功能。

针灸、推拿治疗分期进行，发作期取穴以益气升提为主，辅以行气降气腧穴，缓解期以辨证选穴治疗为主，辅以益气升提腧穴。

（一）技术操作方法

1. 器械准备

（1）材料特性、性能：针具要求有较高的强度和韧性的一次性不锈钢针灸针，针体挺直滑利，能耐高热、防锈，不易被化学物品腐蚀。挑选气味清香，含绒量高，较少叶梗杂质，绒色泛白的陈年艾绒为佳。

（2）型号：0.30毫米，长度为1寸（25毫米），1.5寸（40毫米）。

（3）灸法：选用艾灸条和细艾绒。

2. 详细操作步骤

治疗分发作期、缓解期，针刺、艾灸可辨证用于各期，推拿主要用于缓解期。

（1）体位：患者取仰卧位。

（2）主穴：百会、太渊、足三里。

（3）配穴：发作期取涌泉。缓解期以调整患者素体偏胜偏衰为主，辅以益气升提腧穴。心脾两虚者加巨阙、脾俞；脾肾双亏者加脾俞、肾俞、气海俞；肝肾不足者加太冲、太溪；心肾阳虚者加巨阙、肾俞、气海俞；气阴两虚者加关元、三阴交；下元亏虚者用太溪、肾俞、气海俞；益气升提腧穴选百会、关元、足三里。

（4）消毒：每个穴位均先用碘酊棉签由内而外消毒一遍，再用75%酒精脱碘，消毒范围直径不小于5厘米。

（5）操作方法：

1）发作期，百会采用灸法或常规头针针刺手法，平刺 0.5～0.8 寸，选用迎随补法；太渊避开桡动脉，直刺 0.2～0.5 寸，选用补法；足三里直刺 1.0～2.0 寸，选用补法；涌泉，有意识障碍者，针刺强刺激，直刺 0.5～1.0 寸，不留针；无意识障碍者，艾条雀啄灸。艾灸法宜多壮，可隔姜灸、隔附子饼灸，灸至手足转温，神志转清为度。

2）缓解期，针刺、艾灸针对各穴常规操作。推拿手法应以点、按、揉等柔和手法为主，幅度宜小，频率宜慢，以取调补之效。

3. 治疗时间及疗程

以上各穴为双穴者左右同取。首次发作者，每天治疗 1 次，连续治疗 3 天。慢性多次发作者，每天治疗 1 次，5 天为 1 个疗程，1 个疗程后休息 2 天，进行第 2 个疗程，休息 2 天后，进行第 3 个疗程，第 3 个疗程每 2 天治疗 1 次，3 次为 1 个疗程，疗程间休息 1 天。发作期治疗无效或缓解期经 4 个疗程治疗无效者，终止该治疗并立即进行中西医结合综合治疗。

在症状改善之后，应分析患者发生低血糖的原因，给予个别特殊的治疗，并给予健康教育，以预防低血糖症的再发。

4. 关键技术环节

1）针刺太渊时要避开桡动脉。

2）艾灸温度要适宜，以灸时温热舒适为度，热感不宜太强，也不宜太弱。

3）灸后注意保暖。

4）推拿幅度宜小，频率宜慢。

5. 适应证

符合低血糖症的诊断标准，患者可配合治疗者，均可使用该技术进行治疗。

6. 禁忌证

1）合并有心血管、脑血管、肝、肾和造血系统等严重危及生命的原发性疾病及精神病患者。

2）某些感染性疾病如艾滋病和肝炎等。

3）溃疡性皮肤病和血液病患者。

4）妊娠期患者慎用。

（二）注意事项

1. 针刺注意事项

1）患者在过于饥饿、疲劳和精神高度紧张时，不宜立即进行针刺。对身体瘦弱、气虚血亏的患者进行针刺时手法不宜过强，并应尽量选用卧位。

2）对胸、胁、腰、脏腑所居之处的腧穴，不宜直刺、深刺，肝脾肿大患者更应注意。

3）妊娠期患者针刺不宜过猛，腹部、腰骶部及能引起子宫收缩的腧穴，在本病中如三阴交禁止针灸。其他腧穴酌情使用，针刺宜留针 20 分钟，并密切观察患者的舒适度。另外习惯性流产的孕妇应慎用针刺。

4）小儿哭闹不配合，一般不留针。若需留针，需嘱托其家长看护好患儿。

5）针刺下腹部腧穴，如关元、气海等穴时，应先嘱咐患者排空膀胱，以防止刺伤膀胱。

6）对尿潴留等患者在针刺小腹部的腧穴时，也应掌握适当的针刺方向、角度、深度等，以免误伤膀胱等器官，出现意外事故。

7）本病中会有糖尿病患者需要针刺，而糖尿病患者抵抗力差，极易并发感染，针刺时必须注意，严格消毒，以免引起感染。

2. 灸法注意事项

1）在灸百会时要注意与患者头部的距离，谨防灸火灼烧患者毛发，艾灸宜10~15分钟。

2）操作时，注意防止艾火脱落，以免灼损皮肤及衣物。灸疗过程中随时了解患者反应，及时调整灸火与皮肤间距离，掌握灸疗的量，以免施灸太过引起灸伤。

3）妊娠期妇女的腹部及腰骶部不宜施灸，本病中涌泉、三阴交忌灸。

4）对艾叶过敏者慎用。

5）灸后休息片刻，不宜立即离开诊室。

（三）意外情况及处理方案

1. 晕针

本病主要患者人群为虚症患者，体质虚弱，疲倦乏力，极易晕针。表现为患者突然出现精神疲倦，头晕目眩，面色苍白，恶心欲吐，出冷汗，心慌，四肢发冷，脉沉细弱；严重者会出现神志昏迷，四肢厥冷，唇甲青紫，二便失禁，血压下降，脉微欲绝。

立即停止针刺，将针全部拔出。扶持患者就地仰卧，头部放低，松解衣带，注意保暖，饮温开水或糖水，轻者即可恢复。重者在上述处理基础上，指掐水沟、素髎、内关、合谷、太冲、足三里、涌泉等急救穴，仍未恢复者，可考虑采用现代急救措施。

2. 灸后处理

本病患者多为虚证人群，需要施用灸法，有些患者对灸的热量不够敏感，容易导致施灸过量，有时会出现烫伤起疱。医者需要用消过毒的针挑破水疱，然后涂上烫伤膏轻轻包扎，没有烫伤膏用鸡蛋清或万花油也可，处理后一般不会留有瘢痕。

附：验案

案 习某，女，38岁，高中教师。诉8年前开始常在工作劳累或连续工作时间较长后引起头晕、恶心、心悸、乏力、饥饿感、汗出，甚则四肢震颤、晕厥等症状，经静推葡萄糖或进食可缓解。近1月来，因工作劳累，心情紧张，反复发作，曾3次昏倒在讲台上，并自觉记忆力减退、易疲劳、焦虑、便溏。于2004年6月19日初诊。检查：体温36.5℃，心率88次/分，呼吸20次/分，血压101/70毫米汞柱，空腹血糖2.75毫摩/升；其他体格检查及实验室检查未见异常。舌质淡稍嫩，苔薄白，脉沉细。诊断为低血糖症，辨证属大气下陷证，素体以心脾两虚为主。

治法：取双侧巨阙、脾俞、足三里、关元、百会，其中双侧巨阙、脾俞、足三里，用推拿手法，以点、按、揉等手法为主，每穴不少于3分钟，关元、百会用艾条灸，每次20~30分钟，经2个疗程治疗，诸症消失，复查空腹血糖5.10毫摩/升，病告痊愈。随访3个月，未复发。

（河南中医药大学第三附属医院 马巧琳）

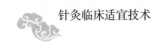

针灸推拿"柔筋益髓"治疗慢性疲劳综合征技术

针灸推拿"柔筋益髓"治疗慢性疲劳综合征技术以恢复正常身心健康为目的，从经络脏腑整体着眼，以调神为技术特色，形神双调。

针法主要是通过针刺的手法作用于人体腧穴从而达到治疗目的的方法，重在调神。"柔筋益髓"三部推拿法是在"柔筋养精"思想基础上发展而来的。"柔筋"运动可以促进脾胃的运化功能，促进气血的生成，而人体的"后天之精"即源于摄入的饮食物，通过脾胃运化而生成的水谷之精气；"柔筋"运动还可以加强各脏腑生理活动，促进其化生脏腑之精气。

（一）技术操作方法

针法：

1. 器械准备

（1）材料特性、性能：针具要求有较高的强度和韧性的一次性不锈钢针灸针，针体挺直滑利，能耐高热、防锈，不易被化学物品腐蚀。

（2）型号：直径为0.30毫米，长度为1寸（25毫米）、1.5寸（40毫米）。

2. 详细操作步骤

（1）体位：患者取仰卧位，双手置于身体两侧。

（2）主穴：百会、四神聪。

（3）配穴：①肺气虚加太渊、肺俞；心气虚加神门、心俞；脾气虚加太白、脾俞；肾气虚加太溪、肾俞。②心血虚加心俞、神门；肝血虚加太冲、肝俞。③肺阴虚加太渊、肺俞；心阴虚加心俞、神门；脾胃阴虚加太白、冲阳、脾俞、胃俞；肝阴虚加太冲、肝俞；肾阴虚加太溪、肾俞。④心阳虚加心俞、神门；脾阳虚加太白、脾俞；肾阳虚加太溪、肾俞。⑤疲劳感觉明显者加气海；心悸者加内关；潮热者加照海；头晕者加风池；头痛者加神庭；咽喉痛者加少商；肌肉关节痛者加局部腧穴；低热者加大椎、复溜；睡眠障碍者加申脉、照海。

（4）消毒：每个穴位均先用碘酊棉签由内而外消毒一遍，再用75%酒精脱碘，消毒范围直径不小于5厘米。

（5）操作方法：太冲、太溪直刺0.5～1寸；百会、四神聪斜刺或平刺0.5～0.8寸；肝俞、心俞、脾俞、肺俞、肾俞、胃俞针尖朝向脊柱方向斜刺或平刺0.5～0.8寸；太渊、神门、太白、冲阳直刺0.3～0.5寸。四神聪、百会主穴用补法；配穴根据需要用补法或平补平泻法。

3. 治疗时间及疗程

每次选2～3个主穴、2～3个配穴，每日针刺1次，7次为1个疗程，疗程间休息3天。3个疗程后改为隔天针次1次，5次为1个疗程。

4. 关键技术环节

1）针刺时注意针刺角度及深度，明确操作部位的解剖，熟悉穴位定位，定位准确。

2）为患者选择合适的体位，使患者肢体自然放松，受术部位充分暴露，并应感觉到舒适、安全。

艾灸：

1.器械准备

（1）材料特性、性能：艾条外形整齐、比较结实，不松散；其味芳香，不刺鼻；颜色为土黄色。

2.详细操作步骤

（1）体位：患者取仰卧位，双手置于身体两侧。

（2）主穴：百会。

（3）配穴：①肺气虚加太渊、肺俞；心气虚加神门、心俞；脾气虚加太白、脾俞；肾气虚加太溪、肾俞。②心血虚加心俞、神门；肝血虚加太冲、肝俞。③肺阴虚加太渊、肺俞；心阴虚加心俞、神门；脾胃阴虚加太白、冲阳、脾俞、胃俞；肝阴虚加太冲、肝俞；肾阴虚加太溪、肾俞。④心阳虚加心俞、神门；脾阳虚加太白、脾俞；肾阳虚加太溪、肾俞。

（4）操作方法：将艾条点燃的一端对着穴位，距离皮肤2～3厘米，使患者局部具有温热感而无灼痛为宜。

3.治疗时间及疗程

对百会进行艾灸，每次选用1～2个配穴，艾条温和灸，每穴每次灸15分钟，隔天灸治1次,5次为1个疗程。

4.关键技术环节

1）艾灸时熟悉穴位定位，定位准确。

2）注意艾灸时的高度，勤弹艾灰，防止烫伤，若患者局部感觉迟钝，可将食指、中指分开置于施灸部位两侧，以医者的手指感应温度，以便及时调节艾条的高度，防止烫伤。

3）为患者选择合适的体位，使患者肢体自然放松，受术部位充分暴露，并应感觉到舒适、安全。

"柔筋益髓" 三部推拿法：

1. 所选部位及腧穴

（1）背部腧穴：膀胱经的心俞、肝俞、脾俞、胃俞、肾俞、膏肓；督脉的命门；胆经的肩井。（2）腹部腧穴：任脉的中脘、气海、关元；胃经的天枢。（3）头部腧穴：膀胱经的睛明、攒竹；经外奇穴中的四神聪、鱼腰、太阳；督脉的百会、印堂、神庭；胆经的风池。

2. 具体操作

（1）背部：患者俯卧位，医者平推患者背部督脉及两侧膀胱经 5 次；擦法在背部沿膀胱经往返操作 5 分钟；沿两侧膀胱经弹拨 2～3 遍；按揉法作用于心俞、肝俞、脾俞、胃俞、肾俞、命门、膏肓，每穴 1 分钟；沿两侧膀胱经掌根揉法上下往返操作 5～8 遍；横擦命门及腰骶部，以透热为度，约 2 分钟。背部操作时间约 25 分钟。

（2）腹部：①搓摩胁肋部。患者仰卧位，医者站于患者右侧，以两掌贴敷患者两胁肋部，做交替动作，上下往返移动 3～5 遍。②拿腹部两侧。医者站于患者右侧，双手虎口相对，同置于腹部一侧腹肌，做轻重交替而连续的一紧一松的捏提和捏揉动作，可上下往返小幅移动；点揉患者中脘、天枢、气海、关元，每穴约 2 分钟。③掌摩腹部（顺时针 2 分钟，逆时针 1 分钟）3 分钟。腹部操作时间约 15 分钟。

（3）头颈部：患者仰卧位，医者用抹法从印堂向上推至神庭，往返操作 5～6 遍；再从印堂向两侧沿眉弓推至太阳，往返操作 5～6 遍；然后从印堂开始沿眼眶周围抹法治疗，往返操作 3~4 遍。指按揉印堂、攒竹、睛明、鱼腰、太阳、神庭、百会、四神聪，每穴 1~2 分钟。用扫散法在头两侧胆经循行部位治疗，每侧 20~30 次。按揉法、拿法作用于颈部肌筋，拿风池、拿肩井，时间 2~3 分钟。头颈部操作时间约 20 分钟。

3. 治疗时间及疗程

每天 1 次，共治疗 20 次，10 次为 1 个疗程，共治疗 2 个疗程。

4. 关键技术环节

1）在进行推拿时，要注意做到持久、有力、均匀、柔和、渗透。使用巧劲进行操作。

2）要明确操作部位的解剖，熟悉穴位定位，定位准确。

3）为患者选择合适的体位，使患者肢体自然放松，受术部位充分暴露，并应感觉到舒适、安全。

5. 适应证

符合慢性疲劳综合征的诊断标准，患者可配合治疗者，均可使用该技术进行治疗。

6. 禁忌证

1）合并有心血管、脑血管、肝、肾和造血系统等严重危及生命的原发性疾病及精神病患者。

2）伴有凝血功能障碍性疾病等不适合进行针刺、艾灸的患者。

3）近期骨折患者以及患有严重骨质疏松等不适合推拿的患者。

4）某些感染性疾病，如艾滋病和肝炎等。

5）溃疡性皮肤病和血液病患者。

6）妇女妊娠期或哺乳期患者非绝对禁用，注意避免使用具有行气活血功效的穴位，手法宜轻柔，时间不宜过久，尽量避开腰腹部，若胎象不稳，有习惯性流产病史的患者，禁用本法。

（二）注意事项

1）针前应认真仔细地检查针具，对不符合质量要求的针具及时剔除。

2）初次治疗手法要轻，时间宜短，治疗前与患者充分沟通，消除患者的顾虑，避免由于过度紧张而造成晕针、晕灸、晕推等意外。

3）严格按照腧穴操作规范推拿，避免由于手法过重，造成局部疼痛或肿胀，甚或青紫瘀斑、疲乏无力等。

4）若在治疗过程中，患者疲劳诸症并未得到缓解，反而加重，应停止治疗，嘱患者注意休息，密切观察患者的情况，发现不适，及时就诊。

5）处于妇女妊娠期或哺乳期的患者在进行治疗时，应避免使用行气活血化瘀的手法，时间不宜过长，手法宜轻柔。

（三）意外情况及处理方案

1.晕针

慢性疲劳综合征属于虚损性疾病，患者自身身体素质较差，在治疗过程中可因体质虚弱，精神紧张，或疲劳过度、饥饿，或体位不当，或医者手法过重，导致晕厥现象，主要表现为患者突然出现精神疲倦，头晕目眩，面色苍白，恶心欲吐，出冷汗，心慌，四肢发冷，脉沉细弱，严重者会出现神志昏迷，四肢厥冷，唇甲青紫，二便失禁，血压下降，脉微欲绝。此时应立即停止治疗，扶持患者就地仰卧，头部放低，松解衣带，注意保暖，饮温开水或糖水，轻者即可恢复。重者在上述处理基础上，指掐水沟、素髎、内关、合谷、太冲、足三里、涌泉等急救穴，仍未恢复者，可考虑采用现代急救措施。

2.瘀斑

有的患者因虚损严重，在治疗中或治疗后受术部位可能会皮下出血，局部皮肤肿起，并出现青紫、紫癜及瘀斑等现象。局部小瘀斑一般无须处理。局部青紫严重可先制动、冷敷，待出血停止后，再在局部及其周围使用轻柔的按揉、摩、擦等手法治疗，同时，加湿热敷以消肿、止痛，促进局部瘀血消散、吸收。

3.疼痛

本病的患者体质较为虚弱，有的经治疗后，特别是初次接受治疗的患者，局部皮肤易出现疼痛、肿胀等不适的感觉。夜间尤甚，用手按压时疼痛加重。一般不需要特别处理，1～2天内症状可自行消失。疼痛较为剧烈的，可在局部施行轻柔的按法、揉法、摩法、擦法等。

4.破皮

患者在手法治疗时出现局部皮肤发红、疼痛、起疱等皮肤表面擦伤、出血、破损的现象，损伤部位立即停止手法治疗。伤口较小，用碘酊或酒精进行局部消毒即可。

5.滞针

患者因紧张而导致局部肌肉剧烈收缩，或行针手法不当，或变动体位导致肌肉纤维缠绕针身，引起针下滞涩、行针困难现象，医者在行针、起针时感到困难，患者感到疼痛。嘱患者不要紧张，使局部肌肉放松、恢复初始体位；医者可在局部循按，或弹击针柄，或在附近再刺1针，使局部肌肉放松后即可起针；因单向捻转而致者，向相反方向将针捻回。

6. 血肿

指因针尖弯曲带钩或刺伤血管导致的针刺部位出现的皮下出血而引起的肿痛。针刺前仔细检查针具，若针孔出血者用消毒干棉球压迫止血；出血量少而局部青紫肿胀不明显者，一般不必处理，可自行吸收消退；出血量多，局部青紫面积较大，肿胀疼痛较剧而且影响到活动功能时，可先做冷敷止血,24 小时后再做热敷，以促使局部瘀血消散吸收。

附：验案

案　刘某，男，37 岁。诉反复疲劳、神困 1 年余，休息不能减轻，记忆力减退，注意力不易集中，头昏头痛。曾经西医内科、心理咨询门诊等诊治，诊断为神经官能症，予以对症处理，未见明显好转。现症见：体型偏瘦，神清，神疲体倦，乏力，肌肉痛，腰膝酸软，短气自汗，声音低怯，平素易于感冒，时有咽痛，舌质淡，脉弱。血压 102 /76 毫米汞柱。经询问病史排除可能导致疲劳的疾病状态，无精神病、厌食症或暴食症、滥用酒精或其他药品，实验室及辅助检查未发现异常。辨证为慢性疲劳综合征，肺肾气虚型。

治法：①毫针刺法。主穴为百会、四神聪。配穴为太渊、肺俞、太溪、肾俞。每天针刺 1 次，7 次为 1 个疗程，疗程间休息 3 天。3 个疗程后改为隔天针刺 1 次，5 次为 1 个疗程，共治 40 天，其间根据症状，偶有临时加减配穴，如头痛时加神庭，咽痛时加少商。②艾灸法：取百会、肾俞，艾条温和灸，每次共灸 15 分钟，隔天灸治 1 次，5 次为 1 个疗程。4 个疗程后改为每周灸治 2 次，共治 60 天。

本例患者以疲劳休息不能减轻为主症，排除可能导致疲劳的疾病状态，且症状持续超过半年，又兼记忆力减退、注意力不易集中、头昏头痛、肌肉痛、腰膝酸软、咽痛等，属典型的慢性疲劳综合征，不难诊断。因兼见腰膝酸软，短气自汗，声音低怯，平素易于感冒，时有咽痛等典型症状，结合舌脉，可辨证为肺肾气虚型。在治疗时，首先重视调神，选取调神的经典穴组——五神穴，即百会配四神聪，以此为主穴，健脑益髓；再从脏腑气血调节入手，重视俞原配穴法的应用。慢性疲劳综合征的治疗，取穴不宜过于庞杂。

（河南中医药大学第三附属医院　胡斌）

三部针刺法治疗甲状腺功能减退症技术

三部针刺法治疗甲状腺功能减退症技术是基于临证经验总结而成。三部针刺法采用针刺治疗，分颈项部、腹部、下肢部三部选穴，选取天鼎、扶突、水突、气舍、中脘、天枢、关元、三阴交、阴陵泉、足三里等腧穴，通过把握"整体"与"局部"的关系，既调理局部气血及痰气阻滞状态，又兼顾温补脾肾、化气利水、补益气血，进而发挥出整体调节作用。同时充分考虑针刺效应时间，采用间隔治疗以尽量减少不必要的过频施治，最终达到临床治愈并缩短疗程的目的。

（一）技术操作方法

1. 器械准备

（1）材料特性、性能：针具要求有较高的强度和韧性的一次性不锈钢针灸针，针体挺直滑利，能耐高热、防锈，不易被化学物品腐蚀。

（2）型号：直径为 0.30 毫米，长度为 1 寸（25 毫米）、1.5 寸（40 毫米）。

2. 详细操作步骤

（1）体位：患者取仰卧位，平躺于治疗床上，双手置于身体两侧。

（2）主穴：天鼎、扶突、水突、气舍、中脘、天枢、关元、三阴交、阴陵泉、足三里。

（3）配穴：神阙、涌泉。

（4）消毒：每个穴位均先用碘酊棉签由内而外消一遍，再用75%酒精脱碘，消毒范围直径不小于5厘米。

（5）操作方法：

1）针刺。①颈项部。天鼎、扶突、水突均直刺0.3~0.8寸，避开颈总动脉；气舍直刺0.3~0.5寸，深部有大动脉及重要脏器，不可深刺。②腹部。中脘、中枢、关元均直刺1~1.5寸。常规进针后得气，中脘、天枢行平补平泻手法，关元行补法。③下肢部。三阴交、阴陵泉、足三里均直刺1~1.5寸。三阴交、阴陵泉行平补平泻手法，足三里行补法。每次留针1小时，留针期间视针感及得气情况行针1~2次。

2）灸法。针刺后可加行艾灸治疗。脾肾阳虚者在关元、中脘进行悬灸或隔姜灸；心肾阳虚者在关元、涌泉进行悬灸或隔附子饼灸；阳气衰竭者在关元进行温和灸，在神阙进行大剂量隔盐灸。①悬灸。将艾条的一端点燃，对准穴位点或者患处，在距离皮肤大约2~3厘米处进行施灸。灸至皮肤潮红为度，以局部产生温热感而不灼痛为宜。一般灸10~15分钟。②隔姜灸。将鲜姜切成厚度约0.3厘米的薄片，再用针在姜片上穿刺数孔，上置艾炷进行施灸。过程中若患者感觉灼痛，可将姜片上提离开皮肤片刻，再行灸治，至皮肤潮红为止，一般每部位灸5~7炷。③隔附子饼灸。以附子片或附子饼（将附子切细研末，以黄酒调和为饼，厚0.3~0.5厘米，直径约2厘米）作为间隔，上置艾炷灸之。饼干更换，直至皮肤出现潮红为度。④隔盐灸。以干燥食盐填平脐孔，为避免食盐受火爆裂烫伤，可在盐上放一薄姜片再置以大艾炷进行施灸，直至四肢转温为止。

3. 治疗时间及疗程

每周治疗 2 次，每次治疗之间间隔 2～3 天；4 周为 1 个疗程，可连续治疗 3 个疗程。

4. 关键技术环节

1）颈项部、腹部、下肢部三部选穴，兼顾"整体"与"局部"。

2）每周治疗 2 次，每次治疗之间间隔 2～3 天的间隔方法，减少治疗频率。

3）颈项部腧穴进针应缓慢谨慎，避开血管，并注意把握深度以免刺伤内脏，且针感不宜过强或过弱。

5. 适应证

符合甲状腺功能减退症的诊断标准，患者可配合治疗者，均可使用该技术进行治疗。

6. 禁忌证

1）合并有心血管、脑血管、肝、肾和造血系统等严重危及生命的原发性疾病及精神病患者。

2）伴有凝血功能障碍性疾病或传染性疾病等不适合进行针刺的患者。

3）持续发热或施灸部位伴有发炎红肿溃疡者禁灸。

4）属甲减危象的患者。

5）妊娠期患者慎用，具体可根据患者病情调整治疗方案谨慎使用。

（二）注意事项

1）针前应认真仔细地检查针具，对不符合质量要求的针具及时剔除。

2）初次治疗手法要轻，时间宜短，治疗前与患者充分沟通，消除患者对针刺手法治疗的顾虑，避免由于过度紧张而造成晕针。

3）严格按照腧穴操作规范针刺，避免由于手法过重、进针过深，造成局部疼痛或肿胀，甚或青紫瘀斑、疲乏无力等。

4）针刺喉部穴位时，因临近血管、神经，应注意进针角度，起针时应观察是否有渗血、皮下血肿等情况发生，如有血肿应使用消毒干棉球按压局部5分钟，或使用冰袋冰敷。

5）在针刺过程中，嘱患者尽量少说话及减少吞咽动作，不要随意变动体位，避免因肌肉舒缩造成滞针或弯针。

6）灸后应避风避寒，不宜立刻离开房间。

7）灸后禁食生冷辛辣，饮食宜清淡、宜消化。

8）妊娠期妇女腹部腧穴及三阴交穴禁用，治疗时间较正常患者缩短1/2～1/3。

9）妊娠期妇女治疗过程中，要更加密切关注患者反应。

（三）意外情况及处理方案

1. 晕针

患者体质虚弱，精神紧张，或疲劳、饥饿，或体位不当，或医者手法过重，导致患者在针刺过程中发生的晕厥现象。主要表现为患者突然出现精神疲倦、头晕目眩、面色苍白、恶心欲吐、出冷汗、心慌、四肢发冷、脉沉细弱，严重者会出现神志昏迷、四肢厥冷、唇甲青紫、二便失禁、血压下降、脉微欲绝。此时要立即停止针刺，将针全部拔出。扶持患者就地仰卧，头部放低，松解衣带，注意保暖，饮温开水或糖水，轻者即可恢复。重者在上述处理基础上，指掐水沟、素髎、内关、合谷、太冲、足三里、涌泉等急救穴，仍未恢复者，可考虑采用现代急救措施。

2. 滞针

患者因紧张而导致局部肌肉剧烈收缩，或行针手法不当，或变动体位导致肌肉纤维缠绕针身，引起针下滞涩、行针困难现象，医者在行针、起针时感到困难，患者感到疼痛。嘱患者不要紧张，使局部肌肉放松、恢复初始体位；医者可在局部循按，或弹击针柄，或在附近再刺1针，使局部肌肉放松后即可起针；因单向捻转而致者，向相反方向将针捻回。

3. 血肿

因针尖弯曲带钩或刺伤血管导致针刺部位出现皮下出血而引起的肿痛。针孔出血者用消毒干棉球压迫止血；出血量少而局部青紫肿胀不明显者，一般不必处理，可自行吸收消退；出血量多，局部青紫面积较大，肿胀疼痛较剧而且影响到活动功能时，可先做冷敷止血，24 小时后再做热敷，以促使局部瘀血消散吸收。

4. 刺伤神经干

颈部分布有丰富的神经干，针刺角度不当或手法过重易造成相应的神经干损伤。损伤神经干时多出现触电样针感，其麻电感沿其神经分布区域向远端放散。当神经受到损伤后，多出现麻木、灼痛等症状，甚至沿其分布路线及所支配的组织器官出现麻木、功能障碍或末梢神经炎症状。口服维生素 B 族类药物等营养神经的西药，以及益气养血、活血通络的中药；按摩、理疗、针灸治疗；严重者可采用维生素 B 族类营养神经药在损伤的神经干周围封闭，或在相应经穴做穴位注射。

5. 灸疱

灸后出现水疱，不可擦破。若直径在1毫米以内，可不予处理，任其自行吸收；若水疱过大，可用消毒针刺破，排出液体，再涂以烫伤膏或消炎药膏。若有继发感染者应对症给予抗感染处理。

附：验案

案　宋某，女，35岁。以"原发性甲状腺功能减退（以下简称甲减）2年"为主诉，经荐主动来诊。现症见：颜面水肿，颈部肿大，时有脘腹胀满不适，便溏，睡眠轻浅易醒，体重较孕前明显增加，平素乏力、畏冷、月经不调，主要表现为月经量少和错后，经质稀薄，经行期腰酸，经行期时见下肢水肿。未发现有明显的心肌供血不足，但自觉经常有心慌心悸等自主症状。小便次数少，大便溏。个人史：孕2产1，人工流产1次，1女3岁，自然分娩。查体：脉沉细弱，舌质嫩，舌色暗淡，舌边有齿痕；颈部肿大。检查游离三碘甲状腺原氨酸（FT3）2.02皮摩/升，游离甲状腺素（FT4）4.88皮摩/升，促甲状腺激素（TSH）7.15毫单位/升。中医辨证：瘿病。西医诊断：原发性甲状腺功能减退症。

治法：采用三部针刺法。①颈项部：天鼎、扶突、水突、气舍。常规进针后得气，行捻转手法，平补平泻。②腹部：中脘、天枢、关元。常规进针后得气，中脘、天枢行平补平泻手法，关元行补法。③下肢部：三阴交、阴陵泉、足三里。三阴交、阴陵泉行平补平泻手法，足三里行补法。每次留针1小时，留针期间视针感及得气情况行针1~2次，每周治疗2次，每次治疗之间间隔2~3天，4周为1疗程。共连续治疗3疗程。经3个疗程治疗，患者临床症状基本消失，复查甲状腺功能恢复正常，游离三碘甲状腺原氨酸（FT3）5.65 皮摩 / 升，游离甲状腺素（FT4）13.97 皮摩 / 升，促甲状腺激素（TSH）3.82 毫单位 / 毫升。后随访两年未见复发。

　　本例患者，孕产期间及产后调护不当，又情志不遂，修养不足，致肾元受损，肝气不舒，日久失治，伤及脾气，运化失常，故见畏寒、乏力、月经不调、面肿、肢肿诸症，脾气受损则气血化生乏源，气愈乏，血愈虚，心血失养，加之肾阳虚衰，心阳失于温煦，水气凌心，则发为心慌、心悸。在治疗时，具体分颈项部、腹部、下肢部三部选穴，通过把握好"整体"与"局部"的关系，既调理局部气血及痰气阻滞状态，又兼顾温补脾肾，化气利水，补益气血。同时充分考虑针刺效应时间，尽量减少不必要的过频施治，最终达到临床治愈并缩短疗程的目的。

（河南中医药大学第三附属医院　马巧琳）

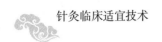

飞针治疗神经根型颈椎病技术

飞针治疗神经根型颈椎病技术是笔者在继承帖氏飞针技术的基础上，结合多年临床经验加以总结，形成独特的诊治思路和进针方法。飞针是指医者快速伸肘、屈腕、手指搓捻针柄或针身快速张开如鸟振翅高飞状同时将针飞出，使之快速旋转刺入穴位内的一种针刺方法。该技术具有快速、精准、无痛、安全、高效、轻灵等特点。针法以恢复正常颈部功能为目的，从经络整体着眼、病变局部切入，主穴选取风池、大椎、肩井、肩髃、肩髎、肩贞。痛麻位于手阳明大肠经加合谷；痛麻位于手少阳三焦经取外关；痛麻位于手太阳小肠经取后溪；痛麻不在经络选阿是穴。采用针刺手段，疏通颈项部经络、调整气血循环、刺激局部肌肉良性舒缩，以改善颈肩及上肢局部经气不利、肌力僵直、充血水肿的状态，达到恢复患者颈肩部及上肢感觉及运动功能。飞针针法治疗颈椎病，疗效确切，操作安全，有丰富的临床基础，是一套完整有效的操作规范。

（一）技术操作方法

1. 器械准备

（1）材料特性、性能：针具要求有较高的强度和韧性的一次性不锈钢针灸针，针体挺直滑利，能耐高热、防锈，不易被化学物品腐蚀。

（2）型号：常用 0.30 毫米，长度 1 寸（25 毫米）、1.5 寸（40 毫米）。

2.详细操作步骤

（1）体位：患者取健侧卧位，手置于身体两侧。

（2）主穴：风池、大椎、肩井、肩髃、肩髎、肩贞、合谷、外关、后溪、阿是穴。

（3）消毒：每个穴位均先用碘酊棉签由内而外消毒一遍，再用 75% 酒精脱碘，消毒范围直径不小于 5 厘米。

（4）操作方法：医者快速伸肘、屈腕、手持针柄向穴位快刺，接近皮肤时，快速张开手指如鸟振翅高飞状同时将针飞出，使之快速旋转刺入穴位皮肤。风池进针针尖微下，向鼻尖方向斜刺 0.8 ~ 1.2 寸，或平刺透风府；大椎进针向上斜刺 0.5 ~ 1 寸；肩井直刺 0.5 ~ 0.8 寸，局部酸胀，深部正当肺尖，此处千万不可深刺，以防刺伤肺尖造成气胸；肩髃直刺或向下斜刺 0.8 ~ 1.5 寸；肩髎直刺 1 ~ 3 寸，臂外展，沿肩峰与肱骨大结节之间进针，深刺右透极泉，酸胀可扩散至整个关节腔，可有麻电感向下扩散；肩贞直刺 1 ~ 1.5 寸；合谷直刺 0.5 ~ 1 寸；外关直刺 0.5 ~ 1 寸；后溪直刺 0.5 ~ 0.8 寸。

3.治疗时间及疗程

每天行针刺治疗 1 次,5 天为 1 个疗程。可连续治疗 3 个疗程。

4.关键技术环节

1)根据患者具体痛、麻部位用押手循按选择具有酸、麻、困、胀等感觉的穴位作为进针点。

2)颈部腧穴进针应缓慢谨慎，注意避开血管和神经。

3）进针速度要快、进针深度先透皮再徐徐进针，医者指下有紧滞阻力感，患者有酸、麻、胀、沉感即停止进针。

5.适应证

符合神经根型颈椎病的诊断标准，患者可配合治疗者，均可使用该技术进行治疗。

6.禁忌证

1）合并有心血管、脑血管、肝、肾和造血系统等严重危及生命的原发性疾病及精神病患者。

2）溃疡性皮肤病患者。

3）血液病患者。

4）妊娠期患者。

（二）注意事项

1）针刺前应认真仔细地检查患者，对不符合要求的患者及时停止治疗。

2）初次治疗手法要轻，时间宜短，治疗前与患者充分沟通，消除患者对针刺手法治疗的顾虑，避免由于过度紧张而造成晕针。

3）严格按照腧穴操作规范针刺，避免由于手法过重、进针过深，造成局部疼痛或肿胀，甚或青紫瘀斑、疲乏无力等。

4）针颈肩部穴位时，因临近血管、神经和肺脏，应注意进针角度和深度，起针时应观察是否有渗血、皮下血肿等情况发生，如有血肿应使用消毒干棉球按压局部5分钟，或使用冰袋冰敷。

5）在针刺过程中，嘱患者尽量摆好体位、放松肌肉，不要随意变动体位，避免因肌肉收缩造成滞针或弯针。

（三）意外情况及处理方案

1. 晕针

因患者体质虚弱，精神紧张，或疲劳、饥饿，或体位不当，或医者手法过重，导致患者在针刺过程中发生的晕厥现象。表现为患者突然出现精神疲倦、头晕目眩、面色苍白、恶心欲吐、出冷汗、心慌、四肢发冷、脉沉细弱，严重者会出现神志昏迷、四肢厥冷、唇甲青紫、二便失禁、血压下降、脉微欲绝。此时要立即停止针刺，将针全部拔出。扶持患者就地仰卧，头部放低，松解衣带，注意保暖，饮温开水或糖水，轻者即可恢复。重者在上述处理基础上，指掐水沟、素髎、内关、合谷、太冲、足三里、涌泉等急救穴，仍未恢复者，可考虑采用现代急救措施。

2. 滞针

患者因紧张而导致局部肌肉剧烈收缩，或行针手法不当，或变动体位导致肌肉纤维缠绕针身，引起针下滞涩、行针困难现象，医者在行针、起针时感到困难，患者感到疼痛。此时要嘱患者不要紧张，使局部肌肉放松、恢复初始体位；医者可在局部循按，或弹击针柄，或在附近再刺1针，使局部肌肉放松后即可拔针；因单向捻转而致者，向相反方向将针捻回。

3. 血肿

针孔出血者用消毒干棉球压迫止血；出血量少而局部青紫肿胀不明显者，一般不必处理，可自行吸收消退；出血量多，局部青紫面积较大，肿胀疼痛较剧而且影响到活动功能时，可先做冷敷止血，24小时后再做热敷，以促使局部瘀血消散吸收。

4.刺伤神经干

颈部分布有丰富的神经干，针刺角度不当或手法过重易造成相应的神经干损伤。损伤神经干时多出现触电样针感，其麻电感沿其神经分布区域向远端放散。当神经受到损伤后，多出现麻木、灼痛等症状，甚至沿其分布路线及所支配的组织器官出现麻木、功能障碍或末梢神经炎症状。可口服维生素B族类药物等营养神经的西药，以及益气养血、活血通络的中药；按摩、理疗、针灸治疗；严重者可采用维生素B族类营养神经药在损伤的神经干周围封闭，或在相应经穴做穴位注射。

附：验案

案 王某，女，56岁，退休教师，2020年6月13日就诊。患者颈肩部疼痛，伴左上肢麻木，麻木感可放射至左侧拇、食指。查体：颈椎生理曲度变直，颈椎活动度受限（前屈30°，后伸35°，侧屈左右各30°旋转左右各50°），第3~6颈椎双侧棘突旁压痛明显，椎间孔挤压试验（−），左侧臂丛神经牵拉试验（＋），旋颈试验（−），霍夫曼征（−），颈椎X线示颈椎生理曲度变直，第3颈椎椎体向后滑移，颈椎第3~7椎体边缘显示增生变尖，颈椎第3~4、颈椎第5~6椎间隙变窄。颈椎MRI示：颈椎第3~4椎间盘膨出，颈椎第5~6椎间盘突出。

治法：选取左侧风池、大椎、肩井、肩髃、肩髎、肩贞、手三里、合谷、阿是穴（颈椎第5~6横突处）。阿是穴由患侧方朝向横突方向直刺，进针得气后，采用拇指向前，食指向后顺时针旋转手法，使针感上达至巅顶，或在枕部产生强烈的针感，余穴采用常规针刺，平补平泻，留针30分钟，取针后即感颈部疼痛减轻，上肢麻木明显减轻。针刺5次后发作次数减少，针刺 10 次后症状消失，查体除颈肩部略有压痛外，余未见阳性体征。

随访 3 个月患者颈部偶有不适，常与劳累相关，嘱其避免长时间低头，加强颈部功能锻炼。

（河南中医药大学第三附属医院　刘宜军）

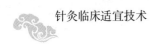

项七针治疗椎动脉型颈椎病技术

项七针治疗椎动脉型颈椎病技术是以气街、髓海理论为指导，运用经络辨证、针刺手法清脑益髓、止晕定眩，以发挥疏通经络、调和气血的作用，进而调整气机运行，使机体趋于或达到"阴平阳秘"的状态。本法是根据名老中医 40 多年临床经验基础上总结而成，经过临床验证可有效防治椎动脉型颈椎病。

（一）技术操作方法

1. 器械准备

（1）材料特性、性能：针具要求有较高的强度和韧性的一次性不锈钢针灸针，针体挺直滑利，能耐高热、防锈，不易被化学物品腐蚀。

（2）型号：0.30 毫米，长为 1 寸（25 毫米）、1.5 寸（40 毫米）。

2. 详细操作步骤

（1）体位：患者取俯卧位，额头部位可垫一高 5 厘米左右的小棉垫，充分暴露后枕部、项部（建议选择有头洞的床具）；亦可取俯伏坐位。为避免患者出现疲劳或晕针，建议采取俯卧位。

（2）主穴：风府、天柱、风池、完骨。

（3）消毒：每个穴位均先用碘酊棉签由内而外消毒一遍，再用 75% 酒

精脱碘，消毒范围直径不小于5厘米。

（4）操作方法：①针刺顺序：医者站于患者左侧，依次针刺天柱、风池、完骨、风府。②针刺前患者项肌放松，头微前倾，医者用押手拇指在各腧穴处按揉片刻，以令气散。天柱采用单手进针，直刺，不可向内上方深刺；缓慢刺入0.5~0.8寸，小幅度、低频率捻转使其得气，不可提插。风池采用单手进针，向鼻尖方向缓慢刺入；针刺0.8~1.2寸，小幅度、低频率捻转使其得气，不可提插。完骨针刺时采用单手进针，直刺；缓慢刺入0.5~0.8寸，小幅度、低频率捻转使其得气，不可提插。风府针刺时采用单手进针，针尖向下颌方向缓慢刺入，均匀平和用力，针尖不可向上，以免刺入枕骨大孔，误伤延髓；针刺0.5~1.0寸，小幅度、低频率捻转使其得气，不可提插。进针过程中随时与患者交流，一旦患者痛感明显、有触电感或上下走窜针感立即停止进针并将针上提少许后留针。留针20分钟，留针期间非热证者可用TDP神灯局部照射，留针过程中患者出现头晕、乏力、恶心等症状需立即起针，儿童不宜留针。起针时押手持无菌干棉球轻压针刺部位，刺手拇指、食指持针柄，缓慢平和地将针退出，迅速按压针孔，防止出血。

3. 治疗时间及疗程

针刺隔天1刺，10次为1个疗程，疗程之间间隔1周。医师可根据临床实际情况适当调整针刺疗程。

4. 关键技术环节

1）每个穴位针刺得气后行轻微捻转补泻手法，不可提插，得气感以酸、胀扩散至颈项部为度。

2）留针期间每隔 10 分钟左右行针 1 次，行针时缓慢平和，小幅度捻转针柄，不可提插。

3）留针期间，患者针感明显者可不行针。

5. 适应证

符合西医椎动脉型颈椎病的诊断标准，且符合中医眩晕的诊断标准，诊断明确，年龄在 18～70 岁者。

6. 禁忌证

1）颈部存在严重畸形和严重病变的患者禁止针刺。

2）合并有严重传染性疾病患者禁止针刺。

3）有凝血机制障碍的患者禁止针刺。

4）合并有较严重的心、肝、肾等重要脏器疾病的患者慎用。

5）畏惧针刺者做好解释、宽慰工作，若仍过分紧张者，可放弃针刺。

（二）注意事项

1）治疗前要充分与患者（尤其是初次接受针刺患者）沟通，消除其不必要的思想顾虑，如焦虑、紧张情绪；全面了解患者的病史及现况；准备好操作时所需物品、器材等；指导患者采取合适体位。

2）治疗过程中，医者需谨守神气，仔细体会针下感觉，全神贯注于针刺操作，严格按照操作规范进行操作；患者需安静放松，意念集中，有不适感及时与医者沟通。起针时对针灸针计数（共 7 针），防止漏针。起针后医者注意观察和询问患者有无不适感，根据不适程度给予适当休息与调理。

3）治疗结束后，患者宜卧位或坐位安静休息 5～10 分钟，不宜马上进行剧烈运动，不宜暴饮暴食、饮酒及过分喜怒。

4）其他废针处理参照《医疗垃圾管理办法》。施术过程中，如某些刺法需要触及针体时，应当用消毒棉球作为隔物，患者手指不宜直接接触针体。

（三）意外情况及处理方案

1）项部穴位刺激量不宜过大，针刺风府、风池有可能引起晕针。初次针刺者，应先做好解释，消除对针刺疗法的顾虑，同时针刺时要随时观察患者的神色，询问患者的感觉。若出现晕针，立即将针全部拔出，让患者平卧，给饮温开水，轻者即可恢复。重者在上述处理基础上，针刺水沟、素髎、内关、足三里等，若仍人事不省、呼吸细微、脉细弱者，可采用西医急救措施。病情缓解后患者仍需适当休息。

2）行针或留针后医者感觉针下涩滞，行针、起针均感困难，而患者感到疼痛时，要嘱咐患者不要紧张，对滞针穴位附近进行循按，或叩弹针柄，若因行针不当导致，或单向捻转而致，可向相反的方向将针捻回，即可消除滞针。

3）由于项部留针期间活动，出现弯针，将针顺着弯曲方向取出，若因体位改变导致，恢复体位后将针慢慢取出，切忌强拔针，以免针断入体内。

4）针刺风池时可能出现出血或皮下血肿。出血者，可用消毒干棉球按压出血部位，切忌揉动。若微量的皮下出血而出现局部小块青紫时，一般不必处理，可自行消退。若局部肿胀较重，青紫面积较大，可先做冷敷以止血,24小时后做热敷，以促使局部瘀血消散吸收。

附：验案

案　杜某，女，52岁，教师，2016年12月15日就诊。患者出现反复头晕、目眩、恶心呕吐2个月余。患者自2016年10月起因长时间伏案、情绪波动出现头晕、恶心呕吐、视物旋转，并伴有耳鸣、出汗，活动或劳累后头晕加重，休息后症状可减轻。自述曾服用"强力定眩片"，症状无缓解，遂于2016年11月到某医院神经内科、五官科就诊，排除梅尼埃病、耳石症，颈椎X线片示颈椎生理曲度变直，第4颈椎、第5颈椎椎间隙变窄，右侧钩椎关节骨质增生。经颅彩色多普勒检查，显示右侧椎动脉血流速度减慢，椎基底动脉供血不足，予舒血宁注射液静脉滴注后症状稍有缓解，仍效果欠佳。患者为求进一步治疗，于2016年12月来门诊就诊。现症见：患者出现眩晕、视物旋转、耳鸣等症状，劳累后症状加重，休息后可缓解，精神不振，纳食、睡眠差，二便可，舌淡，苔白腻，脉弦滑。查体：神志清晰，双下肢无水肿，病理征阴性，血压为115/85毫米汞柱，心率为75次/分，旋颈试验阳性，颈肩部肌肉紧张。辅助检查：血常规正常，血脂略高。中医辨证为眩晕，治宜补益气血，疏肝祛风，泻火除痰。西医诊断为椎动脉型颈椎病。

治法：第1组取百会、印堂、听会、三间、合谷、后溪、曲池（右）、中脘、天枢、关元、血海、足三里、阳陵泉、阴陵泉、悬钟、三阴交、太溪、太冲；第2组取项7针（风府、天柱、风池、完骨）、昆仑、正筋；第3组取尺泽、背部两侧膀胱经、督骶（笔者经验穴，位于骶管裂孔1.5寸）、委中。

患者取仰卧位，局部常规消毒后，先取百会、印堂、听会、三间及后溪，得气后行捻转平补平泻手法，再取曲池（右），得气后行龙虎交战针法，后取中脘、天枢、关元、血海、足三里、太溪得气后采用捻转补法，阳陵泉、阴陵泉、悬钟、三阴交得气后采用捻转平补平泻法，合谷、太冲得气后施捻转泻法。将TDP神灯放于肚脐上方20厘米处照射，时间以20~30分钟为宜。起针后，使患者取俯卧位，局部消毒后，依次针刺完骨（左）、风池（左）、天柱（左）、完骨（右）、风池（右）、天柱（右）、风府及昆仑、正筋，针刺后将TDP神灯放于颈部上方20厘米处照射，留针20分钟，留针过程中患者自觉眩晕症状有所减轻。起针后，于尺泽、背部两侧膀胱经点刺，督骶、委中刺血拔罐，患者背部微出血，其余部位每罐出血量为1~1.5毫升，质黏稠，色紫黑。

经2个疗程治疗后，患者自觉眩晕症状明显减轻，但劳累后仍有不适感。查体：颈肩部肌肉轻度紧张，旋颈试验呈弱阳性。4个疗程后，患者劳累及运动后眩晕症状完全消失，视物旋转、耳鸣等症状消失。

2017年1月25日经颅彩色多普勒示椎基底动脉血流速度及供血正常。随访2个月，无复发。

（山东中医药大学第二附属医院　贾红玲）

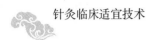

舒筋通络法治疗腰痛的针灸治疗技术

舒筋通络法治疗腰痛的针灸治疗技术是在经络理论指导下，选取腰夹脊、秩边、环跳、委中、昆仑及耳穴（神门、肾、腰骶椎、坐骨神经等穴），运用针刺、耳压方法，宜采用补法施刺，促进血液循环，以沟通表里上下、联系脏腑器官、通行气血、濡养组织以达舒经通络、活血化瘀、消肿止痛之效。

（一）技术操作方法

1. 器械准备

（1）材料特性、性能：针具要求有较高的强度和韧性的一次性不锈钢针灸针，针体挺直滑利，能耐高热、防锈，不易被化学物品腐蚀。

（2）型号：直径为0.30毫米，长度为1寸（25毫米）、1.5寸（40毫米）、3寸（75毫米）。

2. 详细操作步骤

（1）体位：患者取俯卧位或侧卧位。

（2）主穴：腰夹脊、秩边、环跳、委中、昆仑。

（3）配穴：肝阳上扰加太冲（双侧）；心肾不交加太溪（双侧）；心脾亏虚加神门（双侧）；脾胃不和加足三里（双侧）。

（4）消毒：每个穴位均先用碘酊棉签由内而外消毒一遍，再用75%酒精脱碘，消毒范围直径不小于5厘米。

（5）操作方法：用右手拇、食、中三指持毫针，局部产生酸、胀、沉感，留针30分钟，其间行针1次。起针后，将王不留行籽放在0.5厘米×0.5厘米的胶布上，贴压在耳神门、肾、腰骶椎、坐骨神经等穴，出现刺痛感，以耳郭发红、发胀、发热为度，并嘱患者每天按压2次，每次按压15分钟，以耳郭发热为度。

3. 治疗时间及疗程

每天针刺1次，每次按病情需要配穴，10天为1个疗程。

4. 关键技术环节

1）针刺得气程度要合理掌握，以维持和缓的得气，针感不宜太强，也不能太弱。

2）耳压一定要有发热、发胀的感觉。

5. 适应证

符合腰痛的诊断标准，患者可配合治疗者，均可使用该技术进行治疗。

6. 禁忌证

1）合并有心血管、脑血管、肝、肾和造血系统等严重危及生命的原发性疾病及精神病患者；某些感染性疾病，如艾滋病和肝炎等，以及溃疡性皮肤病和血液病患者；骨痈疽、骨痨部位、骨肿瘤、血友病性关节炎以及工业性骨中毒的患者，均禁忌针灸。

2）人体重要脏腑、器官、脑髓、大动脉、某些大关节等处所分布的穴位，都有严格的针刺禁忌，针刺时应十分慎重，注意安全。

3）热势炽盛，大汗不止，脉象混乱，脉证不符等病情危重的患者，慎针刺。

（二）注意事项

1）初次治疗选穴宜少，手法要轻，治疗前要消除患者对针刺手法治疗的顾虑，同时选择舒适持久的体位，避免由于过度紧张而造成晕针。

2）针刺手法应严格按照要求进行操作，避免由于手法过重或时间过长，造成局部疼痛或轻度肿胀，甚或青紫瘀斑、疲乏无力等。

3）针刺前应认真仔细地检查针具，对不符合质量要求的针具及时剔除。

4）针刺头部穴位时，因头发遮挡出血不易发现，起针时应立即用消毒干棉球按压针孔，避免出血，引起血肿。

5）在针刺过程中，嘱患者不要随意变动体位，避免受到挤压造成弯针。

（三）意外情况及处理方案

1）由于手法不当，可能造成个别患者局部疼痛或轻度肿胀，甚或青紫瘀斑、疲乏无力。要及时调整手法，以免影响治疗。

2）个别患者因精神紧张、体质虚弱等，可能出现头晕目眩、面色苍白、心慌气短、出冷汗、恶心欲吐、精神疲倦、血压下降、脉沉细等症状，应立即起针，让患者平卧，头部放低，松解衣带，注意保暖。轻者静卧片刻，给予热茶或温开水饮之，即可恢复。重者在行上述处理后，可针刺水沟、内关等穴，即可恢复。

3）出现意外情况时，应进行以上相应的处理，并追踪调查，记录结果。将出现的症状及病情程度、发生日期、频率、持续时间、缓解日期、处理措施、处理经过等记录于病例观察表上，并且在综合考虑合并疾病、合并用药等方法的基础上，评价其与治疗的相关性，由医师详细记录。

附：验案

案 蔡某，男，55岁。主诉反复腰骶部及双下肢疼痛1个月入院。患者自诉于1个月前因劳累后出现腰骶部酸胀疼痛，伴有双下肢的放射痛不适，翻身、弯腰、坐位起立、步行、抬腿后症状加重，同时有左侧足跟疼痛不适，无静息性腰背痛，无血尿及尿痛，无下肢大关节肿痛，口服中成药、止痛药物（具体不详）对症治疗，疼痛难以缓解。查体：腰椎生理曲度正常，无侧弯畸形，局部皮肤正常，第2~5腰椎棘突压痛（+），第4腰椎至第1骶椎双侧椎旁肌压痛（+），右侧股神经牵拉试验阳性、坐骨神经行走区无压痛；骨盆挤压试验阳性，腰椎前屈0°~50°，后伸0°~15°，左侧屈0°~10°，右侧屈0°~10°，左侧旋转0°~15°，右侧旋转0°~15°，双侧直腿抬高试验（+），双侧加强试验（+），右下肢4字试验（−），左下肢4字试验（+）。双下肢未见明显肌肉萎缩，肌力5级，肌张力、皮肤感觉正常。病理反射未引出。

治法：针刺腰夹脊、秩边、环跳、委中、昆仑、肩六、手六、手千金、手五金，平补平泻，留针30分钟，10天为1个疗程。治疗1个疗程后，症状明显缓解，腰骶部及双下肢疼痛消失。

（新疆建设兵团第十三师红星医院 何成斌）

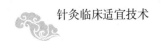

齐刺针法治疗肩胛肋骨综合征技术

齐刺针法治疗肩胛肋骨综合征技术是在中医针灸经络理论指导下，选取天髎，神堂、膈关以疏通经络、活血化瘀、行气止痛为原则，疏调局部经气，通经止痛。"齐刺法"见《灵枢·官针》，其曰："齐刺者，直入一，傍入二，以治寒气小深者。"笔者认为本病久而成痹，且位置较深，在天髎、神堂、膈关处有压痛、结节或条索，是多块肌肉的慢性劳损，被肩胛骨覆盖，直刺很难刺到病灶处，且本病痛点较局限，局部取穴法，采用齐刺针法直入一，傍入二，针力浑厚，针刺直达病所，疏通经络气血，通则不痛。用齐刺针法直接刺入肌束内，通过调整或促进肌肉收缩蛋白的转化，使其分解代谢与合成代谢平衡，而促进收缩结构的恢复，取得显著疗效。

（一）技术操作方法

1. 器械准备

（1）材料特性、性能：针具要求有较高的强度和韧性的一次性不锈钢针灸针，针体挺直滑利，能耐高热、防锈，不易被化学物品腐蚀。

（2）型号：直径为 0.30 毫米，长度为 3 寸（75 毫米）。

2. 详细操作步骤

（1）体位：患者取俯卧位。

（2）主穴：天髎、神堂、膈关。

（3）消毒：每个穴位均先用碘酊棉签由内而外消毒一遍，再用75%酒精脱碘，消毒范围直径不小于5厘米。

（4）操作方法：嘱患者俯卧位，针刺患侧上肢向后背伸使患者肩胛骨翘起，肩胛骨与胸廓之间的距离加大。所取三穴均用3寸毫针，常规消毒，快速进针2分，然后与皮肤呈15°～30°角针尖朝向肩胛骨内面进针，刺入2～2.4寸，要求针身一定要刺入肩胛骨与胸廓之间。捻转行针1分钟，得气后静留针半小时。在治疗期间停服止痛药。

3. 治疗时间及疗程

每天针灸1次，6天为1个疗程。休息1天后，继续第2个疗程的治疗，连续治疗2个疗程。

4. 关键技术环节

1）与患者充分沟通，消除其紧张情绪，过饥过饱均不宜针刺。

2）针刺破皮后，与皮肤呈15°～30°角针尖朝向肩胛骨内面进针，要求针身一定要刺入肩胛骨与胸廓之间。

3）针刺得气程度要合理掌握，给予快速捻转，增强针感至整个肩胛部。

5. 适应证

符合西医肩胛肋骨综合征的诊断标准，符合中医痹证的诊断标准，诊断明确，排除其他问题造成的疼痛者，均可给予本法针刺治疗。

6. 禁忌证

1）合并有心血管、脑血管、肝、肾和造血系统等严重危及生命的原发

性疾病及精神病患者；某些感染性疾病，如艾滋病和肝炎等，以及溃疡性皮肤病和血液病患者。

2）妊娠或哺乳期患者。

（二）注意事项

1）初次治疗手法要轻，治疗前要消除患者对针刺手法治疗的顾虑，同时选择舒适持久的体位，避免由于过度紧张而造成晕针。

2）针刺前应认真仔细地检查针具，对不符合质量要求的针具及时剔除。

3）针刺手法应严格按照要求进行操作，一定要平刺，避免针刺入胸腔等。

4）在针刺过程中，嘱患者不要随意变动体位，避免受到挤压造成弯针。

（三）意外情况及处理方案

1）由于手法不当，可能造成个别患者局部疼痛或轻度肿胀，甚或青紫瘀斑、疲乏无力。要及时调整手法，以免影响治疗。

2）个别患者因精神紧张、体质虚弱等，可能出现头晕目眩、面色苍白、心慌气短、出冷汗、恶心欲吐、精神疲倦、血压下降、脉沉细等症状，应立即起针，让患者平卧，头部放低，松解衣带，注意保暖。轻者静卧片刻，给予热茶或温开水饮之，即可恢复。重者在行上述处理后，可针刺水沟、内关等穴，即可恢复。

3）出现意外情况时，应进行以上相应的处理，并追踪调查，记录结果。将出现的症状及病情程度、发生日期、频率、持续时间、缓解日期、

处理措施、处理经过、处理结果及随访情况等记录于病例观察表上，并且在综合考虑合并疾病、合并用药等方法的基础上，评价其与治疗的相关性，由医师详细记录。

附：验案

案　李某，男，35岁。左侧肩背部疼痛伴有向左胸前区放射疼半年余，加重1周。患者在电脑软件公司工作，长期久坐低头工作。先后在多家医院诊治，曾认为是心绞痛，在心内科住院治疗半个月，效果差。后去中医院推拿门诊按摩治疗，症状稍有好转，时轻时重，劳累时加重明显，影响睡眠。后经人介绍来诊。接诊后查体：在肩胛骨内上角及内侧缘有压痛点，能触摸到条索和结节。诊断为肩胛肋骨综合征。

治法：给予齐刺针法针刺天髎、神堂、膈关，配合红光照射，治疗1次后，患者即感觉背部轻松许多。间断治疗10次，疼痛消失，临床治愈。嘱其注意坐姿，经常活动肩胛关节，注意避风寒。多次随访，未见复发。

（平顶山市第一人民医院康复中心　冉鹏飞）

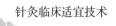

肩三针联合超声波治疗肩关节周围炎技术

肩三针联合超声波治疗肩关节周围炎技术是在中医基础理论指导下，针灸肩三针联合超声波进行局部治疗，以舒经通络、解痉止痛、松解粘连、恢复肩部功能活动。本法是在前期临床观察有效的基础上为临床提供的一种有效、安全的技术操作规范。肩三针，由大肠经肩髃及奇穴肩前、肩后组成。超声波治疗具有良好的组织穿透性、方向性强、能量集中特点，其透入组织的深度优于众多物理因子，尤其对肩部肌肉有明显的热效应作用，对改善血液循环，促进新陈代谢及消炎消肿作用显著，故能达到加速炎症消散，止痛、解除肌肉痉挛、预防粘连等功效。

（一）技术操作方法

1.器械准备

（1）材料特性、性能：针具要求有较高的强度和韧性的一次性不锈钢针灸针，针体挺直滑利，能耐高热、防锈，不易被化学物品腐蚀。

（2）型号：直径为 0.30 毫米，长度为 2 寸（50 毫米）。

2.详细操作步骤

（1）体位：患者取坐位或侧卧位。

（2）主穴：肩髃、肩前、肩后。

（3）配穴：风寒湿痹加阴陵泉、风池；血瘀气滞加血海、太冲；气血亏虚加气海、足三里。

（4）消毒：每个穴位均先用碘酊棉签由内而外消毒一遍，再用75%酒精脱碘，消毒范围直径不小于5厘米。

（5）操作方法：进针深度根据患者具体情况，用右手拇、食、中三指持2寸毫针，取患侧肩髃直刺或向下斜刺0.8～1.5寸，在肩前、肩后直刺0.8～1寸，得气后用平补平泻手法，留针30分钟，其间行针2次。起针后，在患侧肩部进行超声波治疗10分钟，强度以患者耐受为度。

3. 治疗时间及疗程

每天针灸联合超声波治疗1次，10天为1个疗程。休息2天后，继续第2个疗程的治疗，连续治疗3个疗程。

4. 关键技术环节

1）针刺得气程度要合理掌握，以维持和缓的得气，针感不宜太强，也不能太弱。

2）超声波治疗强度选择以患者耐受为度。

5. 适应证

符合西医肩关节周围炎的诊断标准，且符合中医漏肩风的诊断标准，诊断明确，年龄在40～60岁者，均可采用本法治疗。

6. 禁忌证

1）合并有心血管、脑血管、肝、肾和造血系统等严重危及生命的原发性疾病及精神病患者。

2）妊娠或哺乳期患者；某些感染性疾病，如艾滋病和肝炎等，以及溃疡性皮肤病和血液病患者。

3）不是以肩关节周围炎为主的其他相关病症的患者。

（二）注意事项

1）初次治疗选穴宜少，手法要轻，治疗前要消除患者对针刺法治疗的顾虑，同时选择舒适持久的体位，避免由于过度紧张而造成晕针。

2）针刺手法应严格按照要求进行操作，避免由于手法过重或时间过长，造成局部疼痛或轻度肿胀，甚或青紫瘀斑、疲乏无力等。

3）针刺前应认真仔细地检查针具，对不符合质量要求的针具及时剔除。

4）在针刺过程中，嘱患者不要随意变动体位，避免受到挤压造成弯针。

5）超声波首次治疗，需要把功率调到最低，然后根据患者的适应情况逐渐调整输出功率。

（三）意外情况及处理方案

1）由于手法不当，可能造成个别患者局部疼痛或轻度肿胀，甚或青紫瘀斑、疲乏无力。要及时调整手法，以免影响治疗。

2）个别患者因精神紧张、体质虚弱等，可能出现头晕目眩、面色苍白、心慌气短、出冷汗、恶心欲吐、精神疲倦、血压下降、脉沉细等症状，应立即起针，让患者平卧，头部放低，松解衣带，注意保暖。轻者静卧片刻，给予热茶或温开水饮之，即可恢复。重者在行上述处理后，可针刺水沟、内关等穴，即可恢复。

3）超声波治疗过程中，一旦出现患者不能忍受的情况，需要马上停止治疗或者降低超声强度，治疗仪的治疗头在每次使用后均需要做消毒处理。

4）出现意外情况时，应进行以上相应的处理，并追踪调查，记录结果。将出现的症状及病情程度、发生日期、频率、持续时间、缓解日期、处理措施、处理经过、处理结果及随访情况等记录于病例观察表上，并且在综合考虑合并疾病、合并用药等方法的基础上，评价其与治疗的相关性，由医师详细记录。

附：验案

案　王某，女，49岁。右肩臂痛、活动受限1个月。起初尚可做轻微活动，后逐渐加重，疼痛持续加剧，梳头、穿衣不便。夜间疼痛甚，右侧卧困难，遇冷疼痛加剧，得温及活动后疼痛减轻。查体：右肩肩峰下区、肩胛骨外上方及肱二头肌长头腱区压痛。右肩活动度：前屈60°、后伸20°、内旋20°、外旋30°、内收30°、外展70°、外展上举90°。右肩及上肢肌肉饱满，无萎缩及肿胀，肌力及肌张力正常。苔白，脉弦紧。辅助检查：右肩关节X线片提示未见明显异常。中医辨证：漏肩风（风寒湿证）。西医诊断：右侧肩关节周围炎。

治法：肩髃、肩前、肩后、阴陵泉、风池、天宗、阿是穴。患者左侧卧位，常规消毒后，用2寸针灸针在以上穴位以单手快速进针，针刺得气后用平补平泻手法，留针30分钟，其间行针2次；起针后在患侧肩部进行超声波治疗10分钟，强度以患者耐受为度，每天治疗1次。治疗后患者感觉疼痛较前减轻，活动范围变大。1个月后，患者右肩臂疼痛消失，肩关节活动自如。

（平顶山市第一人民医院康复中心　冉鹏飞）

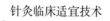
盘龙埋线法治疗强直性脊柱炎技术

盘龙埋线法治疗强直性脊柱炎技术是笔者根据临床经验总结而成。"盘龙埋线"是沿着脊柱两侧，从上至下，左右交错进行埋线治疗，腧穴多取夹脊，因埋线形似一条龙盘卧于脊柱上方，故名为盘龙法。夹脊（经外穴）内夹督脉，外与膀胱经相邻，能沟通两经，同时可以调节十二经脉，有疏通经络、行气止痛之功。

从解剖位置上看，夹脊与脊神经关系密切，神经纤维的范围恰好覆盖了夹脊，而脊神经支与交感神经干又相互联系。盘龙埋线夹脊后，能畅通气血，通调脏腑，使椎旁肌肉、肌腱、关节等产生良性反应，进而使脊柱的内外环境得到平衡，改善患者的疼痛情况。本法是临床有效、安全的技术方法。

（一）技术操作方法

1. 器械准备

（1）材料特性、性能：灭菌埋线包 1 个（弯盘 1 只，手术剪 1 把，镊子 1 把，洞巾 1 块），乳胶手术手套 1 双，2-0 号外科缝合线，不锈钢腰穿针。

（2）型号：7 号腰穿针 1 支。

2.详细操作步骤

（1）体位：患者取俯卧位。

（2）主穴：百会、风池、颈夹脊（位于颈部后正中线旁开0.5寸的位置。一侧各有7个穴位，两侧14个）、夹脊（又称华佗夹脊，位于脊椎棘突间两侧，背部正中线外侧0.5寸处。自第1胸椎至第5腰椎，左右共34穴）、大椎、至阳、命门。

（3）配穴：寒湿痹阻加足三里（双侧）；湿热阻络加阳陵泉（双侧）；肾虚督空加太溪（双侧）；肝肾阴虚加太冲（双侧）；瘀血阻络加膈俞（双侧）。

（4）消毒：每个穴位均先用碘酊棉签由内而外消毒一遍，再用75%酒精脱碘，消毒范围直径不小于5厘米。

（5）操作方法：打开埋线包，戴好乳胶手套，将外科缝合线剪成3厘米若干段，0.5～2厘米若干段，埋线处铺敷洞巾。将线从腰穿针前端穿入，后接针芯，手持腰穿针，针尖对准穴位刺入，进入一定深度后，局部产生酸、胀感，一手持针管，一手推针芯，将线体向下埋入穴位下方的脂肪层和肌层，起针，按压针孔。先取双侧百会、风池，再从上到下依次取夹脊穴及督脉穴位，夹脊穴左右依次取穴：针尖偏向于脊中线椎体方向，针之纵轴与体表呈75°的内斜夹角。向下斜刺（15°～45°皮肤夹角）0.9～1.5寸，后将针柄紧贴皮肤，达到预定的深度时，患者有沉困、走窜等感觉，医者也会感到手下沉紧；百会平刺向后透穴，进针0.6～0.9寸；风池向鼻尖方向直刺1.2～1.5寸；督脉的穴位沿相邻棘突间向上斜刺0.6～0.9寸。退起针管后，立即用棉签或干棉球压迫针孔片刻，并敷贴医用胶布。

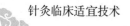
3. 治疗时间及疗程

每月埋线 1 次, 30 天后判断疗效; 每个疗程 1 ~ 3 次, 每次均判断疗效。

4. 关键技术环节

1) 要严格遵守无菌操作。

2) 埋线期间嘱患者忌食辛辣、海鲜、羊肉等发物, 禁止饮酒。

3) 埋线时注意进针角度及深度, 以免影响疗效。

5. 适应证

符合强直脊柱炎的诊断标准, 诊断明确。

6. 禁忌证

1) 不应在皮肤局部有皮肤病、炎症或溃疡、破损处埋线。

2) 由糖尿病及其他各种疾病导致皮肤和皮下组织吸收和修复功能障碍者不应使用埋线疗法。

（二）注意事项

1) 操作过程应保持无菌操作, 埋线后创面应保持干燥、清洁、防止感染。

2) 埋线时应根据不同穴位选择适当的深度和角度, 埋线的部位不应妨碍机体的正常功能和活动; 应避免伤及内脏、脊髓、大血管和神经干; 不应埋入关节腔内。

3) 若发生晕针应立即停止治疗, 按照晕针处理。

4) 穴位埋线后, 拟留置体内的可吸收性外科缝线线头不应露出体外, 如果暴露体外, 应给予相应处理。

5）埋线后应该进行定期随访，并及时处理术后反应。

6）孕妇的小腹部和腰骶部，以及其他一些慎用针灸的穴位应慎用埋线疗法。

7）患者精神紧张、大汗、劳累后或饥饿时慎用埋线疗法。

8）有出血倾向的患者慎用埋线疗法。

（三）意外情况及处理方案

1）由于手法不当，可能造成个别患者局部疼痛或轻度肿胀，甚或青紫瘀斑、疲乏无力。要及时调整手法，以免影响治疗。

2）个别患者因精神紧张、体质虚弱等，可能出现头晕目眩、面色苍白、心慌气短、出冷汗、恶心欲吐、精神疲倦、血压下降、脉沉细等症状，应立即起针，让患者平卧，头部放低，松解衣带，注意保暖。轻者静卧片刻，给予热茶或温开水饮之，即可恢复。重者在行上述处理后，可针刺水沟、内关等穴，即可恢复。

3）出现意外情况时，应进行以上相应的处理，并追踪调查，记录结果。将出现的症状及病情程度、发生日期、频率、持续时间、缓解日期、处理措施、处理经过、处理结果及随访情况等记录于病例观察表上。

附：验案

案 郭某，男，31岁，2020年12月5日初诊。腰背部疼痛3年余。3年前自觉腰背部疼痛确诊为强直性脊柱炎，因工作原因无系统治疗，后疼痛发作逐渐频繁剧烈，患者仅以服用止痛片缓解。3个月前因疼痛加剧前来就诊，查体可见腰骶部活动明显受限，伴僵硬和沉重感，转侧不利，阴雨潮湿冷天加重，舌胖大有齿痕，苔白，脉沉细。辨证：骨痹（强直性脊柱炎）。经络辨证：归脾、肾经和督脉。脏腑辨证：寒湿痹阻证。

治法：以散寒除湿、通督止痛为治则。背腰部取百会、风池、足三里、夹脊、命门等进行穴位埋线治疗。嘱患者注意保暖，适当活动。

二诊：患者诉埋线后自觉腰骶部疼痛减轻，活动较往日灵活，每天坚持锻炼，治疗同上。

三诊：第2次治疗后腰骶部疼痛明显好转，活动度改善，上次治疗后1周内活动时有沉、胀感从腰骶部向背腰部走窜，选穴减双侧风池、足三里，其余穴位不变。患者共治疗3次，临床治疗有效，嘱继续服用药物控制，注意保暖，坚持锻炼。

（河南中医药大学第三附属医院　张东燕）

银燕（按穴）悬灸治疗强直性脊柱炎技术

银燕（按穴）悬灸治疗强直性脊柱炎技术是在中医基础理论和灸感辨证的指导下，以调补气血、调整阴阳、通经活络、祛寒祛湿、解除肌僵，恢复脊柱生理功能为目的，用特别配方制成的艾条，选取命门、腰阳关、脊中、曲骨、巨阙、隐白、阿是穴等穴位进行辨证按穴悬空而灸的特色技术，对人体皮肤毫无创伤，并能使患者明显感到体内的寒、湿、瘀等病邪循经走络，最后以从体表排凉风、黏液等形式，将病理产物排出体外，达到完全治愈的效果。

（一）技术操作方法

1. 器械准备

（1）材料特性、性能：选用由陈艾制成的艾条。

（2）型号：艾条规格为 10.5 厘米 ×1.75 厘米，净重约 12 克，如有中药配方更佳。

2. 详细操作步骤

（1）体位：患者俯卧位或侧卧位。

（2）主穴：命门、长强、巨阙、脊中、阿是穴、关元、曲骨。

（3）配穴：在灸以上穴位时，如能细辨出是在哪条经络上传出强烈的痛、麻、胀、酸感，或寒凉、外排冷风，就在出现以上灸感的经络上选配相应的井穴。

（4）消毒：每个穴位均先用碘酊棉签由内而外消毒一遍，再用75%酒精脱碘，消毒范围直径不小于5厘米。

（5）操作方法：左手按穴，右手持艾高出皮肤5寸以上悬空而灸。

3.治疗时间及疗程

强直性脊柱炎明确诊断时算起，发病1年者，悬灸3个月临床症状基本可消除，发病2年者需要悬灸6个月才能使临床症状缓解并逐步消失，发病3年者需要悬灸1年左右使症状逐步消失不复发。发病时间越长者，临床症状治愈所需的时间也越长，其中还有患者配合及悬灸师的悬灸水平，是决定该病治愈时间长短和治愈是否彻底的重要因素。

具体设定时间：一般情况下10天为1个疗程，第1个疗程开始时，必须要连续悬灸5次，每天1次。如进行5次中能感受到有明确灸感时（体内感到胀、麻、凉、酸、冒冷风等），提示经络已被初步疏通，能吸收艾条在燃烧中的能量（正气），在与体内的寒、湿、风、瘀（邪气）进行相搏。如出现以上情况，可改为5~7天灸1次。如以上灸感在5次治疗时未出现，可以1周灸2~3次。1个疗程（10次）结束后，可以5~7天灸1次。第2个疗程结束后，在正常情况下1周1次即可。如遇特殊情况中间有中断，可以根据实际情况，再加强多次后恢复1周1次频率。明确诊断后，越早用悬灸方法治疗的效果越好，灸治的时间也越短。年龄越小，效果越好。

4. 关键技术环节

1）皮肤不能出现红晕、水疱、灼热感。如出现这几种状况，说明艾条的能量未灸进体内，只停留在肌腠表层，体内不会出现正邪相争的各种灸感。

2）体内不能有燥热感，如产生热感以极温热的暖流感为最佳。

3）在产生刺痛、外排冷风、体表寒凉等这些较为强烈灸感时，不可以直接收灸条，需待以上灸感转为温热感或灸感的强度在明显变弱或明显消失时方可收灸条。

4）悬灸时患者能深沉入睡，效果倍增。

5）每次悬灸不要超过90分钟，每次穴位不要超过6个穴位点（四肢穴位是双侧的，应算为2个穴位点）。

6）每个穴位点灸的时间不是固定的，需根据患者灸感的情况辨证而定。

5. 适应证

任何年龄、任何体质所患强直性脊柱炎者都可用此法治疗，但施灸穴位必须经过认真的辨证后准确选定而灸，尤其是肝肾不足者，要严格辨证施灸，准确掌握灸量，以达到滋阴祛虚火及活血化瘀双重作用。

6. 禁忌证

1）有精神障碍不能与人进行正常交流者。在悬灸治病的过程中，需要耐心细致地和患者沟通交流对"灸感"的认知，并要在专业的角度使患者理解灸感与疾病的关系。有精神障碍者在不能完全理解的情况下，容易产生误解甚至会有对抗、不信任情绪存在，不利治疗效果。

2）患处有烧伤、烫伤创面者。艾为纯阳之性的物质，阳性较旺，烧伤、烫伤均为真阳之伤，双阳相遇，创面会加剧溃烂，故须禁灸。

3）怀孕不足4个月者。艾虽有保胎功效，但不足4个月的胎儿，易受外来刺激而发生各种变化，且治疗该病对悬灸的强度要求较大，为保胎儿安全、怀孕不足4个月者禁灸。

（二）注意事项

1）饥饿时不宜悬灸。因在饥饿状态时，难以体验出各种灸感，也容易产生晕灸。

2）饱餐后不能立刻悬灸，需休息半小时，以免患者因悬灸时的体位导致胃脘、腹部不适，不易进入入睡状态。

3）灸后2小时内不宜食水果、凉食、冷饮，以免寒凉食物破坏了有效温煦功效。

4）灸后2小时内不宜碰冷水、洗澡、洗头，因水为凉性之物，有克阳功能。

5）晚上7点后不宜悬灸。悬灸多以补阳为主，太晚悬灸会导致阳气亢奋，阳不入阴，引起失眠。

6）女性月经来潮最多的那天不悬灸，虽悬灸对血不下行和血量过多有双向调整作用，但女性在经期时，体内由于激素的波动较大，内环境不易平衡，出血量最多的那天，人体很显虚弱，也易"虚不受补"，故无特殊需要，建议不悬灸为宜。

7）脉压差 <25 毫米汞柱不宜灸，因当脉压差过小时，血液黏滞度较高，体内津液相对较少，故不宜悬灸。

（三）意外情况及处理方案

1）晕灸：饥饿、情绪紧张的情况下，有可能发生晕灸。发生晕灸时会出现头晕、恶心、出冷汗、心慌等症状。如发生此情况需即刻停灸，给予患者情绪安抚或冲杯糖温水让其喝下，一般情况下均能得到及时缓解。

2）为能做好紧急处理，平时就可提前准备好烫伤膏，以备急用。万一有艾灰不慎掉落在患者的皮肤上，马上涂抹，可避免被烫的皮肤发生红晕、起疱。

3）如手法不当，悬灸量掌握不准确，尤其是在体内邪气没被彻底灸出的时候，会导致邪气上逆，行气不顺，出现气胀、打嗝等症状，可以有节奏地拍打气逆上行相应的经络，直至行气顺畅而止。

附：验案

案　励某，女，43岁，2015年8月21日就诊。症状为胸背、腰部疼痛，晨僵，伴颈椎后凸畸形17年。17年前曾查出HLA-B27阳性。虽多方治疗，有时有效，但症状始终未得以彻底消除，尤其是脊柱两旁的肌群，有严重的酸、胀感，导致乏力，无法正常工作。平时特别畏寒。舌苔淡白，面色无华，胸背僵硬，不能自如前倾与后仰，颈、胸椎后突畸形（呈驼背状）。脊柱两旁肌群有明显压痛点。辨证为强直性脊柱炎（肾阳亏虚型）。

治法：治宜补肾养脾。取腰阳关、脊中、巨阙、隐白。第1次悬灸后，患者就感到全身轻松。随后的5天，脊柱两旁肌群逐渐得到松弛，气色也明显红润。在连续做了5次后，乏力感明显减轻。在前2个疗程内1周3次（10次为1个疗程），从第3个疗程起，改为1周2次。每个穴位悬灸15~20分钟，每次悬灸每个穴位都会因体内的不同情况，分别出现排寒、排风、排湿、排气、酸、麻、胀、刺痛等各种灸感、每个穴位点需要等到这些灸感消失时才收灸条。治疗66次（长达1年半）后，有时也配以推拿、刮痧，患者晨僵和整个脊柱及相关肌群酸、胀症状已完全消失，胸背、腰前倾后仰活动自如，无乏力感，能胜任正常工作，且气色好、畏寒感消失。6年来未复发。在按穴悬灸过程中没有服过任何中药、西药和采取其他治疗措施。

（上海银燕国际养生悬灸研究所　曹银燕）

调卫理筋法配合膝关节调正法治疗膝骨关节炎技术

调卫理筋法配合膝关节调正法治疗膝骨关节炎技术是笔者根据临床经验总结而成。针刺技术受导师高希言教授浅刺激发卫阳、调理腠理的理念启发，针刺时根据患者膝关节活动能力、损伤程度不同，而采用静止状态下针刺或活动状态下针刺的方法。针刺特点为以浅刺膝周穴位和阿是穴为主，以激发卫阳、调理腠理、舒筋活络为目的。膝关节活动能力差、损伤程度重者，采用静止状态下针刺，据针刺部位选择适合体位；反之则采用活动状态下针刺，即针刺后，在带针状态下活动关节或行走。

调卫理筋法配合膝关节调正法是在传统中医筋伤理论和现代解剖学理论的指导下，学习河南省骨伤名家于世民主任医师治疗筋骨伤的特点，结合多年的临床经验，摸索、总结出的一种法简而效宏的推拿治疗方法。

该技术将针刺和推拿有机结合，以刺激穴位和调整关节为重点，以患者主动改变体位（坐位—站立位）为创新，促进膝关节内外的血液循环，改善静脉瘀滞状态，减低关节腔内压力，增加膝关节稳定性，恢复下肢力线平衡，最终达到骨正筋柔、标本兼顾的效果。

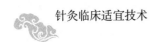

（一）技术操作方法

调卫理筋法针刺：

1.器械准备

（1）材料特性、性能：针具要求有较高的强度和韧性的一次性不锈钢针灸针，针体挺直滑利，能耐高热、防锈，不易被化学物品腐蚀。

（2）型号：直径为 0.30 毫米，长度为 1 寸（25 毫米）、1.5 寸（40 毫米）、2 寸（50 毫米）。

2.详细操作步骤

（1）体位：患者取仰卧位或坐位。

（2）主穴：内膝眼、外膝眼、鹤顶、阴陵泉、阳陵泉、梁丘、血海、委中、承山、阿是穴。

（3）配穴：根据疼痛部位不同，可适当配阿是穴。

（4）消毒：每个穴位均先用碘酊棉签由内而外消毒一遍，再用 75% 酒精脱碘，消毒范围直径不小于 5 厘米。

（5）操作方法：用右手拇、食、中三指持 1 寸毫针，在各穴平刺进针 0.5 寸，快速捻转 20 秒，局部产生酸、胀感或者无感觉，留针 30 分钟，其间行针 1 次。

3.治疗时间及疗程

隔天针刺 1 次,2 周为 1 个疗程。一般需要连续治疗 1～2 个疗程。

膝关节调正法：

1.器械准备

一个高凳子（约与膝等高，患者坐）和一个低凳子（医者坐），按摩巾，快速手消液。

2.详细操作步骤

（1）体位：患者取坐位（坐于高凳），屈膝稍大于90°，足处于功能位，医者双足固定患侧足部。

（2）点穴：医者用双拇指或双食指指间关节点按内外膝眼、鹤顶、阴陵泉、阳陵泉、梁丘、血海、委中、承山、阿是穴等穴位；时间约为3分钟。

（3）理筋：医者用拇指或掌根揉、拨髌下脂肪垫、髌韧带及内外侧副韧带等处，有筋结处着重处理。

（4）调整关节：患者屈膝稍小于90°，足处于功能位，医者用一手固定于患侧髌骨上缘，另一手固定于腘横纹下缘，两手持续相对发力，嘱患者缓慢起立；患者坐下过程中，医者用一手固定于患侧髌骨下缘，另一手固定于腘横纹上缘，两手持续相对发力，嘱患者缓慢坐下。反复操作3~5次。

（5）结束：最后以搓法、拍法放松患者膝关节周围肌肉结束。

3.治疗时间及疗程

每次治疗约5分钟，隔天1次,2周为1个疗程。

4.关键技术环节

1）一般情况下，患者病情重时，先针刺后推拿；病情轻时，先推拿后针刺。

2）针刺得气程度要合理掌握，以稍酸、胀感为度，可无感觉。

3）推拿手法需作用深透，点穴理筋时能充分松解有关软组织。

4）坐位膝关节调正法操作变换体位时，注意医者双手的摆放位置。

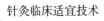

5. 适应证

针刺、推拿适应证符合西医膝骨关节炎的诊断标准，且符合中医骨痹的诊断标准，诊断明确。

6. 禁忌证

1）合并有心血管、脑血管、肝、肾和造血系统等严重危及生命的原发性疾病及精神病患者；某些感染性疾病，如艾滋病和肝炎等，以及溃疡性皮肤病和血液病患者。

2）骨折、骨肿瘤、骨结核等患者。

3）半月板、韧带撕裂严重者。

4）骨髓水肿、积液严重者等。

（二）注意事项

1）初次治疗选穴宜少，手法要轻，治疗前要消除患者对针刺手法治疗的顾虑，同时选择舒适持久的体位，避免由于过度紧张而造成晕针。

2）针刺手法应严格按照要求进行操作，避免由于手法过重或时间过长，造成局部疼痛或轻度肿胀，甚或青紫瘀斑、疲乏无力等。

3）针刺前应认真仔细地检查针具，对不符合质量要求的针具及时剔除。

4）患者体位改变时，需充分照顾患者，防止意外摔倒。

5）若施术后出现酸困不适或出现肿胀明显，嘱患者取卧位休息，局部用活血化瘀药外敷，待酸困消失后，继续施用本技术。

6）坐位膝关节调正法仅是在原有的治疗膝关节疾病方法的基础上的改进，或者说是治疗中的一个环节，而非万能、唯一、必须应用的方法。运用本方法治疗膝骨关节炎时，需辨清膝骨关节炎是原发或是继发症状。若为原发疾病，可以本法为主治疗；若为继发疾病，则需治疗原发疾病，后可配合本法调整筋骨平衡，缓解局部症状。如阔筋膜张肌病变引起的膝关节外侧疼痛，需以治疗阔筋膜张肌为主，再配合本法调整筋骨平衡，解除膝关节紊乱，从而达到治疗目的。

7）应用本技术后，筋骨平衡关系得以重建。务必嘱患者注意休息，同时结合适当的功能锻炼，以加强疗效。

（三）意外情况及处理方案

1）由于手法不当，可能造成个别患者局部疼痛或轻度肿胀，甚或青紫瘀斑、疲乏无力。要及时调整手法，以免影响治疗。

2）个别患者因精神紧张、体质虚弱等，可能出现头晕目眩、面色苍白、心慌气短、出冷汗、恶心欲吐、精神疲倦、血压下降、脉沉细等症状，应立即起针，让患者平卧，头部放低，松解衣带，注意保暖。轻者静卧片刻，给予热茶或温开水饮之，即可恢复。重者在行上述处理后，可针刺水沟、内关等穴，即可恢复。

3）出现意外情况时，应进行以上相应的处理，并追踪调查，记录结果。将出现的症状及病情程度、发生日期、频率、持续时间、缓解日期、处理措施、处理经过、处理结果及随访情况等记录于病例观察表上，并且在综合考虑合并疾病、合并用药等方法的基础上，评价其与治疗的相关性，由医师详细记录。

附：验案

案1 王某，女，63岁，退休教师，2015年8月12日初诊。反复右膝关节疼痛伴活动受限6年，加重1周。现病史：自诉6年前开始出现右膝关节反复疼痛，疼痛性质为钝痛，可因体位改变诱发，劳累及天气变化时加重，休息后稍缓解，有间断行针灸、中频电治疗后可稍减轻。1周前上楼梯后再发，休息后无缓解，遂来就诊。查体：右膝关节无明显红肿，局部压痛（+），皮温无升高，关节活动受限，右膝研磨试验（+），浮髌试验（－），抽屉试验（－），内外翻应力试验（－），麦氏征（－）。X线示右膝关节间隙变窄，关节边缘增生，骨赘形成。诊断为右膝关节骨性关节炎。

治法：治疗取内外膝眼、阴陵泉、阳陵泉、梁丘、血海、鹤顶、足三里、委中、承山、阿是穴。按上述方法操作，临床痊愈，半年后随诊无复发。

案2 周某，男，55岁，公务员，2017年12月7日初诊。反复双膝关节疼痛伴活动受限1年，加重2周。现病史：1年前无明显原因开始出现双膝关节反复疼痛，疼痛性质为刺痛，可因体位改变诱发，劳累及天气变化时加重，休息后稍缓解，曾行玻璃酸钠注射治疗后缓解。2周前爬山后复发，休息后无缓解，遂来就诊。查体：双膝关节无明显红肿，双膝内翻畸形，左侧为甚，双膝内侧胫股间隙压痛（+），双膝研磨试验（+），浮髌试验（－），抽屉试验（－），内外翻应力试验（－），麦氏征（－）。X线示双膝关节内侧间隙变窄，左侧明显，关节边缘增生，骨赘形成。诊断为双膝关节骨性关节炎。

治法：治疗取双侧内膝眼、外膝眼、阴陵泉、阳陵泉、梁丘、血海、鹤顶、足三里、委中、承山、阿是穴。按上述方法操作，临床痊愈，半年后随诊无复发。

（河南中医药大学第三附属医院　时明伟）

针刺治疗急性踝关节扭伤技术

针刺治疗急性踝关节扭伤技术是针刺经外奇穴踝点穴，快速疏通踝关节扭伤处的受损经络气机，快速止痛以快速恢复踝关节的正常活动的急救措施，操作简便、疗效快速，是一种有效、安全的针灸治疗技术。

（一）技术操作方法

1. 器械准备

（1）材料特性、性能：针具要求有较高强度和韧性的一次性不锈钢针灸针，针体挺直滑利，能耐高热、防锈，不易被化学物品腐蚀。

（2）型号：直径为 0.30 毫米，长度 1.5 寸（40 毫米）。

2. 详细操作步骤

（1）体位：患者取坐位或仰卧位。

（2）主穴：踝点穴（位于手拇指掌指关节桡侧缘赤白肉际处，拇指成屈曲位取穴），左病右治，右病左治，即左踝扭伤取右侧踝点穴，右踝扭伤取左侧踝点穴。

（3）消毒：每个穴位均先用碘酊棉签由内而外消毒一遍，再用 75% 酒精脱碘，消毒范围直径不小于 5 厘米。

（4）操作方法：医者左手为押手，固定好穴位。医者用右手拇、食、中三指持针，采用随咳嗽进针法。第1声咳嗽进入穴位皮下少许，第2声咳嗽进0.5寸左右，第3声咳嗽进针至1~1.2寸，针尖方向刺向大鱼际部位。针刺到预定深度后行快速捻转提插手法，强刺激，同时嘱患者活动扭伤的踝关节，一般1~3分钟即可有效止痛。这时再让患者做跺脚或单腿跳的大动作。待疼痛基本消失后，再留针10分钟起针，期间可以行针1~2次。

3. 治疗时间及疗程

该病为急性病，接诊后应即刻安排针刺治疗。大部分能1次治愈，如有第1次治疗后，仍有轻微不适者，第2天、第3天可以再次治疗。

4. 关键技术环节

1）取穴和针刺方向要准确。

2）急性扭伤后应及早就医，越早越好。一般扭伤后3小时以内治疗的，1次治愈率很高。

3）该技术要求提插捻转速度要快，每次行针0.5~1分钟，刺激量越强，疗效越好。

4）要求患者带针活动患病关节。

5. 适应证

符合急性踝关节扭伤的诊断标准，患者可配合治疗者，均可使用该技术进行治疗。

6. 禁忌证

1）合并有心血管、脑血管、肝、肾和造血系统等严重危及生命的原发性疾病及精神病患者；某些感染性疾病，如艾滋病和肝炎等，以及溃疡性皮肤病和血液病患者。

2）妊娠或哺乳期患者。

3）严重恐针刺疗法的患者。

（二）注意事项

1）该技术治疗选穴少，手法刺激量大，治疗前要消除患者对针刺疗法治疗的顾虑，避免由于过度紧张而造成晕针。

2）每次行针时间 0.5～1 分钟，不可时间太长，避免由于手法过重或时间过长，造成局部疼痛或轻度肿胀，甚或青紫瘀斑、疲乏无力等。

3）针刺前应认真仔细地检查针具，对不符合质量要求的针具及时剔除。

4）起针时立即用消毒干棉球按压针孔，避免出血，引起血肿。

5）在针刺过程中，嘱患者不要随意变动手指部体位，避免受到挤压造成弯针。

6）该技术不适用慢性扭伤。因失治、误治或耽误最佳治疗期而转为慢性扭伤者，可采取其他的方法治疗。

（三）意外情况及处理方案

1）由于手法不当，可能造成个别患者局部疼痛或轻度肿胀，甚或青紫瘀斑、疲乏无力。要及时调整手法，以免影响治疗。

2）个别患者因精神紧张、体质虚弱等，可能出现头晕目眩、面色苍白、心慌气短、出冷汗、恶心欲吐、精神疲倦、血压下降、脉沉细等症状，应立即起针，让患者平卧，头部放低，松解衣带，注意保暖。轻者静卧片刻，给予热茶或温开水饮之，即可恢复。重者在行上述处理后，可针刺水沟、内关等穴，即可恢复。

3）出现意外情况时，应进行以上相应的处理，并追踪调查，记录结果。将出现的症状及病情程度、发生日期、频率、持续时间、缓解日期、处理措施、处理经过、处理结果及随访情况等记录于病例观察表上，并且在综合考虑合并疾病、合并用药等方法的基础上，评价其与治疗的相关性，由医师详细记录。

附：验案

案　刘某，男，17岁，高中生，于2019年9月25日就诊。患者右踝扭伤一天。因在学校打篮球时扭伤右脚，由同学搀扶而来。现诊见：不能行走，勉强行走时右踝处疼痛剧烈，右丘墟穴附近压痛明显，有轻微肿胀，无皮肤颜色改变。发病到就诊时间间隔为80分钟。诊断为踝关节急性扭伤。

治法：患者取坐位，右脚放于一较矮的小板凳上，取左侧踝点穴常规消毒，采用1.5寸毫针针刺，随咳嗽进针后行快速提插捻转手法，同时嘱患者自行活动右踝关节，2分钟后，患者感觉疼痛减轻60%，再嘱患者站立位，做跺脚动作。又过2分钟，患者踝关节只剩轻微疼痛。这时已能正常走路。之后再留针15分钟，期间嘱患者走动，做右脚尖画圆，或跺脚，或单腿跳等动作。起针后，患者踝关节已不疼痛，活动自如，嘱其回去后如有不适，明天再来治疗1次。第2天，患者未就诊，电话告知已痊愈。1周后随访，无不适，正和同学一起旅游。1个月后随访，无不适。

（滑县芝春堂中医院　赵季成）

郭氏"背三针"针法治疗小儿脑瘫技术

郭氏"背三针"针法是郭绍汾（1912—1992）先生在古代"长针""巨针"的基础上，进行创新性研制的一种新针法。它是指在背部督脉腧穴上依次透刺三针疗法的简称，所使用的针主要是长针，针刺手法取皮下透穴法，配穴有阳经穴位透刺和阴经穴位透刺，通过皮下透刺，使督脉诸多腧穴同时振奋，具有通经活络、振颓兴废，最大限度地调动阳气贯髓达脑的作用。

郭先生自 20 世纪 60 年代将该疗法应用于临床。此法开始用于治疗小儿麻痹（小儿脊髓灰质炎），后延至治疗小儿脑瘫及中风后遗症。所治疗患儿的范围由河南省延至全国各地。"背三针"虽只有三针，但透刺督脉多达 14 穴，刺激强度虽大，穴位效应亦大，而相对痛苦却比较小，有补脑、通络、强筋骨的功效，主要治疗小儿脑瘫、中风后遗症、小儿麻痹、多发性神经根炎等。自 20 世纪 60 年代至今，使用"背三针"治疗小儿脑瘫、小儿麻痹后遗症、中风后遗症、脊髓损伤数万例，取得了良好效果。

（一）技术操作方法

1. 器械准备

（1）材料特性、性能：针具要求有较高的强度和韧性的一次性不锈钢针灸针，针体挺直滑利，能耐高热、防锈，不易被化学物品腐蚀。

（2）型号：直径为0.30毫米，长度为3~8寸（75~200毫米）。

2.详细操作步骤

（1）体位：患儿取俯卧位或由家长抱着。

（2）主穴：长强透命门、命门透至阳、至阳透大椎。

（3）配穴：①透刺。足内翻加悬钟透阳陵泉；足下垂加下巨虚透足三里；下肢无力、内旋加梁丘透髀关；下肢外旋加血海透箕门；上肢无力、旋前加外关透曲池；肩关节内收加肩髎透曲池；上肢后背加肩髃透曲池；下肢痿软屈伸不利加委中透承扶、承山透委中；坐站不能，腰髋不利加秩边透承扶。②点刺。步态不完整点刺解溪、昆仑、太溪；足跟拘挛点刺涌泉；手指屈伸不利点刺合谷、后溪、大陵、鱼际；言语不利点刺廉泉、金津、玉液；听力障碍点刺听宫、翳风；视力障碍点刺鱼腰、睛明、印堂。

（4）消毒：每个穴位均先用碘酊棉签由内而外消毒一遍，再用75%酒精脱碘，消毒范围直径不小于5厘米。

（5）进针：右手拇、食、中指夹持针身，无名指、小指紧贴皮肤，左手拇、食指夹捏穴位处皮肤，徐徐刺入。施术时可见针体在皮下行进。

（6）操作：督脉透刺皆用提插补法，不留针。

3.治疗时间及疗程

每天1次或隔天1次，1个月为1个疗程，3个月为1个观察周期。

4.关键技术环节

1）根据病情辨证取皮下透刺深浅。

2）透刺所用针体细长，皮下行针、进针有一定难度，要求医者进针时不可应用蛮力，遇到进针阻力时要沿着针体进行部位，左手辅助捏起，以便针体顺利行进。

3）行提插补泻时提插幅度不宜过大，应以 5～10 厘米为度。

5.适应证

符合西医脑瘫的诊断标准，且符合中医五迟、五软病的诊断标准，诊断明确。

6.禁忌证

1）由于先天发育原因或重度脑损伤所致生命体征不稳定的患儿。

2）某些感染性疾病，如艾滋病、丙型肝炎等，以及皮肤感染、发热、原因不明出血者。

3）不是以脑瘫为主的其他相关疾病的患儿。

（二）注意事项

1）于餐后 1 小时进行针刺治疗，治疗时口腔内不得有物。

2）操作时要尽量固定患儿躯体，以便操作，同时避免因扭动导致操作伤害；如遇屏气、抽搐等情况，应及时停止治疗，并对突发情况进行处理。

3）针刺前应认真仔细地检查针具，对不符合质量要求的针具及时剔除。

4）针刺后嘱家长给患儿以安抚，减少患儿的恐惧感。

（三）意外情况及处理方案

1）大多数患儿配合度差，可能造成进针困难，需要嘱家长安抚患儿，固定体位，以免影响治疗。

2）针刺时如出现小儿屏气发作，表现为口唇青紫、两拳紧握、眼球上翻，甚至四肢抽搐和大小便失禁等，应暂停针刺，待患儿"哇"的哭出声，症状缓解之后再行针刺，另外，针对患儿的突发症状做MRI、脑电图（EEG）等相关检查，明确诊断。

3）有些患儿因伴随智力低下、情感障碍、情绪暴躁，会出现攻击性行为，如咬人、打人等异常行为，影响针刺，这时需要家长及医务人员一起固定患儿的针刺体位，以便针刺操作。

附：验案

案 邢某，女，2岁。以"发现不会独走半年"前来就诊。患儿系第2胎第2产，早产，胎龄237天，出生体重2.3千克，出生时缺氧，溶血性黄疸，出生时查MRI，右侧大脑半球弥漫性细胞毒性水肿，局部趋于软化形成；右侧大脑半球皮层及基底节渗血。入新生儿重症监护治疗病房治疗25天好转出院。来就诊时，患儿反应迟，不会独走，左侧肢体活动不利，迈步时呈偏瘫步态，四肢肌张力偏高，舌淡，苔少，指纹淡。Gesell（格塞尔发育量表）评估，适应性85，大运动60，精细动作65，语言90，个人－社交80。中医辨证为五迟（肝肾不足）。西医诊断为脑瘫（痉挛型偏瘫）。

治法：应用"郭氏背三针"，每天1次，结合运动疗法、感觉统合训练等康复治疗，治疗6个月后，患儿反应较前灵活，可独走，左侧肢体活动改善，Gesell评估，适应性90，大运动80，精细动作82，个人－社交85。随访至今，患儿现反应可，言语表达及社交可，可独走，仅左侧上肢精细动作略差。

（河南省中医院 史华）

健脾补肾益智针法治疗脑瘫技术

健脾补肾益智针法的穴位组成是在脏腑辨证和经络辨证理论指导下，选取神庭、百会、大椎、身柱、至阳、筋缩、腰阳关、命门、脾俞、肾俞、足三里、三阴交等。本针刺处方具有健脾补肾益智的功效。

神庭、百会、大椎、身柱、至阳、筋缩、腰阳关、命门均为督脉要穴，督脉入络脑，故能健脑益智开窍；脾俞、肾俞为膀胱经之背俞穴；足三里为足阳明胃经合穴，临床强壮要穴；三阴交为足太阴、厥阴、少阴之交会穴，具有健脾益血，调补肝肾的作用。

（一）技术操作方法

1. 器械准备

（1）材料特性、性能：针具要求有较高的强度和韧性的一次性不锈钢针灸针，针体挺直滑利，能耐高热、防锈，不易被化学物品腐蚀。

（2）型号：直径为 0.30 毫米，长度为 1 寸（25 毫米）。

2. 详细操作步骤

（1）体位：患儿取俯卧位或坐位。

（2）主穴：神庭、百会、大椎、身柱、至阳、筋缩、腰阳关、命门、脾俞、肾俞、足三里、三阴交。

（3）配穴：肝肾亏虚加肝俞、太溪；心脾两虚加心俞、梁丘；痰瘀阻滞加丰隆、血海；脾虚肝亢加胃俞、太冲；脾肾虚弱加胃俞、太溪；易惊、夜卧不安加印堂、内关、神门；口角流涎加地仓、颊车；语言迟滞加哑门、廉泉；颈软加天柱；上肢瘫加肩髃、曲池、手三里、外关、合谷、后溪；下肢瘫加环跳、阳陵泉、委中、太冲。

（4）消毒：每个穴位均先用碘酊棉签由内而外消毒一遍，再用 75% 酒精脱碘，消毒范围直径不小于 5 厘米。

（5）操作方法：神庭、百会进针时，用单手快速进针法平刺刺入帽状腱膜下层，维持一定的进针深度固定不提插，小幅度快速捻转约 200 次/分，一般持续捻转 1~2 分钟，留针 30 分钟，其间行针 3 次；大椎、身柱、至阳、筋缩、腰阳关、命门进针时，毫针与皮肤呈 45° 夹角向上斜刺，进针 0.28~0.4 寸；双侧脾俞、肾俞进针时，毫针针尖朝向后正中线呈 45° 夹角斜刺，进针 0.28~0.4 寸；足三里、三阴交直刺 0.6~0.8 寸。以上穴位行平补平泻手法行针 1 分钟，留针 30 分钟。

3. 治疗时间及疗程

每天针刺 1 次，每次取 16 个穴位（头部 2 个，背部 10 个，下肢 4 个），每周治疗 5 天, 20 次为 1 个疗程。可根据病情连续治疗多个疗程。

4. 关键技术环节

针刺得气程度要合理掌握，以维持和缓的得气，针感不宜太强，也不能太弱。

5. 适应证

符合西医脑瘫的诊断标准，且符合中医脑瘫的诊断标准，诊断明确，年龄在 2~6 岁者，均可采用本法治疗。

6. 禁忌证

1）合并有心血管、脑血管、肝、肾和造血系统等严重危及生命的原发性疾病及精神病患儿；某些感染性疾病，如艾滋病和肝炎等，以及溃疡性皮肤病和血液病患儿。

2）伴有严重癫痫发作。

（二）注意事项

1）初次治疗选穴宜少，手法要轻，同时选择舒适持久的体位，避免由于过度紧张而造成晕针、滞针。

2）针刺手法应严格按照要求进行操作，避免由于手法过重或时间过长，造成局部疼痛或轻度肿胀，甚或青紫瘀斑、疲乏无力等。

3）针刺前应认真仔细地检查针具，对不符合质量要求的针具及时剔除。

4）针刺头部穴位时，因头发遮挡出血不易发现，起针时应立即用消毒干棉球按压针孔，避免出血，引起血肿。

5）在针刺过程中，嘱家属照护患儿不要随意变动体位，避免受到挤压造成弯针。

（三）意外情况及处理方案

1）由于手法不当，可能造成个别患儿局部疼痛或轻度肿胀，甚或青紫瘀斑，疲乏无力。要及时调整手法，以免影响治疗。

2）个别患儿因精神紧张、体质虚弱等，可能出现头晕目眩、面色苍白、心慌气短、出冷汗、恶心欲吐、精神疲倦、血压下降、脉沉细等症状，应立即起针，让患儿平卧，头部放低，松解衣带，注意保暖。轻者静卧片刻，给予热茶或温开水饮之，即可恢复。重者在行上述处理后，可针刺水沟、内关等穴，即可恢复。

3）出现意外情况时，应进行以上相应的处理，并追踪调查，记录结果。将出现的症状及病情程度、发生日期、频率、持续时间、缓解日期、处理措施、处理经过、处理结果及随访情况等记录于病例观察表上，并且在综合考虑合并疾病、合并用药等方法的基础上，评价其与治疗的相关性，由医师详细记录。

附：验案

案　杨某，女，5岁，2018年10月8日初诊。5岁不会独走。患儿足月剖宫产，出生后第4天出现溶血性黄疸、发热、角弓反张、抽搐，当地医院诊断为"新生儿胆红素脑病"，采用换血疗法及对症处理，1个月黄疸消退。8个月后始偶发单音，双下肢痉挛瘫痪，就诊于当地医院诊断为小儿脑瘫。先后在多家医院医治无效后，赴广州、北京等地针灸治疗3个月余，收效不显。检查：表情痴呆，反应迟钝，发音少，仅能发单音"啊""妈"。双手臂不自主运动，持物不稳，膝、踝反射亢进，双足轻度下垂内翻，在大人牵拉下呈剪刀形步态行走，多动不宁，智力明显低于同龄儿童。脉细滑，舌淡红，苔白腻。诊断为小儿脑瘫，依舌、脉、症辨证属肝肾亏损。治宜补肾填精，养肝强筋。

治法：健脾补肾益智针法治疗。治疗20次后，会说"吃饭""再见"等简单语言，可单独行走，双手持物较灵活。治疗6个月后，会接电话，能分辨出亲人声音，可以准确辨认20以内数字。能独自走路和上下楼，生活能简单自理，智力测试明显好转。

小儿脑瘫属中医学"五迟""五硬""五软"范围。其病机主要为先天禀赋不足，后天失养或感受邪毒，髓海受损，致肝肾亏损，心脾不足，气血亏虚，精乏髓涸，心窍蒙蔽，筋脉失养。肾为失天之本，主骨，生髓，藏精，通于脑；脑为髓之海，为精明之府，赖心气、脾气、肝阴、肾精所充养。脾主运化，为后天之本，气血生化之源，主四肢肌肉。脾胃虚弱，则气血生化无源，筋骨肌肉失于滋养，肌肉松弛而不能用。故中医临床常以调补脾肾、填精益智为基本治疗法则。

（郑州大学第五附属医院　张海霞）

针刺配合温和灸治疗小儿脑瘫技术

针刺配合温和灸治疗小儿脑瘫技术是指治疗本病多从治脑、治瘫、治兼症三方面考虑。治脑是由于本病病损部位在脑，对脑功能的改善成为脑瘫治疗成败的关键，因此针灸重用头部穴，包括头部腧穴、头针刺激线和经验组穴。肢体瘫痪是本病的主要症状，针对主症针灸多取四肢阳经穴，秉承古代治疗经验，以阳明经、少阳经为主，根据瘫痪部位选取相关经穴，并注重近关节处腧穴的选择。治兼症是针对本病症状复杂性的临床特点，针灸又注重根据不同的伴有症状进行随症配穴。

（一）技术操作方法

1.器械准备

（1）材料特性、性能：针具要求有较高的强度和韧性的一次性不锈钢针灸针，针体挺直滑利，能耐高热、防锈，不易被化学物品腐蚀。

（2）型号：直径为 0.30 毫米，长度为 1 寸（25 毫米）。

2.详细操作步骤

（1）体位：患儿取坐位。

（2）主穴：①头针。选顶中线（在头顶部，百会至前顶之间的连线）、顶颞前斜线（在头部侧面，从督脉前顶至胆经悬厘之间的连线）、枕下旁线（在枕部，从膀胱经玉枕向下引一条长2寸的线）。②体针。上肢瘫选曲池、外关、合谷；下肢瘫选环跳、血海、阳陵泉、足三里、三阴交；项软选后溪、天柱；手足徐动、共济失调者选风池、太冲；语言不利、吞咽困难选通里、廉泉；咀嚼乏力选颊车、地仓；流涎不禁选承浆。

（3）配穴：听力障碍加耳门、听宫、听会；视力障碍加头针枕上旁线、攒竹、丝竹空、承泣；智力障碍加四神聪、智三针；癫痫加内关、申脉、照海。

（4）消毒：每个穴位均先用碘酊棉签由内而外消毒一遍，再用75%酒精脱碘，消毒范围直径不小于5厘米。

（5）操作方法：头针可用右手拇、食、中三指持针，针体与头皮呈30°左右夹角，针尖向穴线方向，快速将针刺入头皮下，当针尖到达帽状腱膜下层时，针下阻力减小，再将针体沿帽状腱膜下层按穴线方向进针，顶中线、顶颞前斜线、枕下旁线均刺入1寸，留针1小时。体针可采用毫针常规刺，根据穴位所在部位肌肉丰厚程度、小儿年龄、胖瘦，进针0.5~1寸，行捻转手法，留针30分钟，手足徐动型脑瘫，不能配合的患儿采用多针浅刺疾出法不予留针。起针后，采用温和灸，患儿取坐位或俯卧位，坐位时患儿由家长抱住，俯卧位时由家长稍加固定，充分暴露施灸部位。穴位选取百会、脾俞、肾俞、足三里，施灸时将艾条点燃对准穴位距皮肤3~4厘米处进行悬灸。在治疗过程中，医者将食、中两指分开，置于施灸穴位附近，通过医者自身手指感觉来感受患儿穴位局部受热状况，使患儿穴位局部有温热感为佳，防止烫伤患儿皮肤。每处灸至局部皮肤潮红为度，每个穴位施灸时间 10 ~ 15 分钟。

3. 治疗时间及疗程

本病为小儿难治之症，症状众多，选穴范围较广，治疗难以短期见效。针灸治疗每天 1 次，每周 5 ~ 6 次，每 4 周为 1 个疗程，疗程结束休息 1 周，继续下一个疗程。

4. 关键技术环节

1）头针留针时间较长，一般 1 小时，延长头针留针时间可达到足够刺激量，是针刺治疗脑瘫取得较好疗效的重要因素。

2）体针起针后患儿可在家长或医务人员保护及引导下做主动或被动活动。

3）长期的针灸治疗应数组处方交替轮流使用，以免用穴过多过频，反使痉挛、徐动等症状加重。经常变换穴位，可减少穴位长期刺激造成的局部损伤及敏感性降低等。

5. 适应证

符合西医脑损伤导致运动障碍的诊断标准，且符合中医五迟、五软的诊断标准，诊断明确，年龄在 0 ~ 18 岁者，均可采用本法治疗。

6. 禁忌证

1）合并有先天性心血管病、脑血管畸形、肝、肾和造血系统等严重危及生命的原发性疾病者。

2）存在溃疡性皮肤病和血液病者。

3）处于急性期生命体征尚不稳定者。

（二）注意事项

1）治疗选穴宜少，手法要轻，对年龄小、耐受低的小儿不捻转，进针至相应部位后即予留针。

2）头部穴位治疗时应注意囟门未闭小儿，要避开此处。

3）头部穴位起针时应立即用消毒干棉球按压针孔，避免出血，引起血肿。

4）施灸过程中要注意保持非施灸部位皮肤温暖，防止受凉受寒，影响艾灸的治疗效果。

5）本病除针灸治疗外，科学规范的康复运动训练是十分必要的。

（三）意外情况及处理方案

1）针刺治疗可能造成局部疼痛或青紫瘀斑，要数组穴位交替使用，以免再次损伤。

2）个别患儿因过度惧怕，可能出现剧烈哭闹、恶心呕吐，可暂缓治疗或者减少用穴。

3）出现其他意外情况时，应及时进行相应的处理，记录结果，并追踪调查。将出现的症状及病情程度、发生日期、频率、持续时间、缓解日期、处理措施、处理经过、处理结果及随访情况等记录于病例观察表上，并且在综合考虑合并疾病、合并用药等方法的基础上，评价其与治疗的相关性，由医师详细记录。

附：验案

案　马某，男，10个月9天，以"至今10月9天反应迟，不会竖头"为代主诉来院就诊。患儿系第1胎第1产，孕40周于某妇幼保健院予催产针应用催产，24 小时后经产钳助产顺产出生，出生体重 3.9 千克，生时不会哭，Apgar（阿普加）评分 1 分钟 2 分、5 分钟 6 分，羊水浑浊呈黄绿色，胎盘、脐带无异常。孕期：无明显异常。患儿生后因不会哭予紧急抢救后入新生儿重症监护治疗病房治疗 9 天，其间（生后第 2 天）出现黄疸，经皮测黄疸最高值 307.8 微摩 / 升，予蓝光照射 7 天黄疸消退，其后因"肺炎"转至某医院新生儿重症监护治疗病房住院治疗 15 天，其间查头颅 MRI 示双侧基底节区损伤，予抗感染、营养支持及营养神经等治疗，出院时患儿吸吮、吞咽功能尚可，易惊，四肢硬。患儿 1 个月大时在医院复查，因双侧基底节区损伤，诊断为"高危儿（脑瘫）"，住院予营养神经 10 天，建议康复治疗，家属未配合及时康复。4 个月余仍头后背、四肢僵硬，于某中医院间断康复治疗 5 个疗程，效欠佳。现患儿 10 个月 9 天反应迟、不会竖头、躯干肌力低、竖抱及扶坐弓背，非对称性姿势明显，双手不会主动抓物，面部肌肉不协调，不会咀嚼，过度张口，舌头不自主节律性伸缩，喂养困难，不会对人及物发声，不会独坐，四肢肌张力高。诊断为"手足徐动型脑瘫"。

治法：针灸及综合康复治疗。针灸治疗每天 1 次，每周 6 次。经 10 个疗程治疗，患儿可竖头，躯干肌力提高，竖抱及扶坐弓背减轻，双上肢徐动性动作减少，能双手握一起或伸向目标物品，面部肌肉协调性改善，过度张口及不自主伸舌症状明显减轻，能咀嚼固体食物，四肢肌张力改善。

（郑州大学第五附属医院　徐翠香）

头针配合体针半刺治疗孤独症技术

头针配合体针半刺治疗孤独症技术是通过在头部穴位或点、线进行针刺，刺激相应穴位或大脑皮层对应头皮投影区域，从而起到疏通经络、畅达气血、补精充髓、醒脑益智的作用。在孤独症患儿头部相应区域进行头针针刺治疗，有助于改善其脑部血流、提高脑部供氧量，有利于出现障碍区域大脑的神经功能重建，同时有助于调控大脑内多种神经递质的生成与释放，使相应孤独症核心症状得到改善。

（一）技术操作方法

1.器械准备

（1）材料特性、性能：针具要求有较高的强度和韧性的一次性不锈钢针灸针，针体挺直滑利，能耐高热、防锈，不易被化学物品腐蚀。

（2）型号：直径为 0.30 毫米，长度为 1 寸（25 毫米）。

2.详细操作步骤

（1）体位：患儿取坐位。

（2）主穴：①头针。取百会、四神聪、神庭、本神、颞三针（颞Ⅰ针，耳尖直上入发际 2 寸处；颞Ⅱ针，以颞Ⅰ针为中点，向其同一水平线前旁开 1 寸处；颞Ⅲ针，以颞Ⅰ针为中点，向其同一水平线后旁开 1 寸处）。

②体针。取内关、神门。

（3）配穴：心肝火旺型加劳宫、行间；痰蒙心窍型加丰隆、内关；肾精亏虚型加肾俞、太溪；心脾两虚型加心俞、脾俞。

（4）消毒：每个穴位均先用碘酊棉签由内而外消毒一遍，再用75%酒精脱碘，消毒范围直径不小于5厘米。

（5）操作方法：①头针。用右手拇、食、中三指持针，针体与头皮呈30°左右夹角，针尖向穴线方向，快速将针刺入头皮下，当针尖到达帽状腱膜下层时，针下阻力减小，再将针体沿帽状腱膜下层按穴线方向进针，四神聪刺向百会方向，留针1小时。②体针。采用毫针半刺，根据穴位所在部位肌肉丰厚程度、小儿年龄、胖瘦，进针0.5～1寸，行捻转手法，不予留针。

3. 治疗时间及疗程

本病为小儿难治之症，症状众多，选穴范围较广，治疗难以短期见效。针灸治疗每天1次，每周5~6次，每4周为1个疗程，疗程结束休息1周，继续下一个疗程。

4. 关键技术环节

1）头针留针时间较长，一般1小时，延长头针留针时间可达到足够刺激量，是针刺治疗孤独症取得较好疗效的重要因素。

2）头针留针期间患儿可在医务人员保护及引导下做康复训练。

3）长期的针灸治疗应数组处方交替轮流使用，以免用穴过多过频，经常变换穴位，可减少穴位长期刺激造成的局部损伤及敏感性降低等。

5. 适应证

符合西医孤独症的诊断标准，且符合中医五迟、五软的诊断标准，诊断明确，年龄在0~18岁者，均可采用本法治疗。

6. 禁忌证

1）合并有先天性心血管病、脑血管畸形、肝、肾和造血系统等严重危及生命的原发性疾病者。

2）存在溃疡性皮肤病和血液病者。

3）处于急性期生命体征尚不稳定者。

（二）注意事项

1）治疗选穴宜少，手法要轻，对年龄小、耐受低的小儿不捻转，进针至相应部位后即予留针。

2）头部穴位治疗时应注意囟门未闭小儿，要避开此处。

3）头部穴位起针时应立即用消毒干棉球按压针孔，避免出血引起血肿。

4）本病除针灸治疗外，科学规范的康复训练是十分必要的。

（三）意外情况及处理方案

1）针刺治疗可能造成局部疼痛或青紫瘀斑，要数组穴位交替使用，以免再次损伤。

2）个别患儿因过度惧怕，可能出现剧烈哭闹、恶心呕吐，可暂缓治疗或者减少用穴。

3）出现其他意外情况时，应及时进行相应的处理，记录结果，并追踪调查。将出现的症状及病情程度、发生日期、频率、持续时间、缓解日期、处理措施、处理经过、处理结果及随访情况等记录于病例观察表上，并且在综合考虑合并疾病、合并用药等方法的基础上，评价其与治疗的相关性，由医师详细记录。

附：验案

案 李某，男，3岁9个月。以发现社交障碍半年余为代主诉前来就诊。半年余前（3岁）家长发现患儿语言逐渐减少，叫名后反应缓慢，并逐步出现不与同龄儿玩，遂将患儿送入当地幼儿园参与集体生活。患儿入园后以上症状未见明显改善，老师反应患儿我行我素，不与同龄儿游戏，语言交流少，对指令反应差，建议就诊，遂就诊。经详细询问病史，患儿系第3胎第3产，足月顺生时会哭，哭声可，出生体重4.05千克，羊水、胎盘、胎位无异常。母亲孕期反应明显，食后即吐，不能进食固体食物，仅能喝稀粥，按时孕检，未发现胎儿异常，否认其他妊娠合并症。1岁2个月会独走，会有意识叫称呼，2岁半时会说长句，会唱儿歌，与邻居大人及同龄小朋友交流及游戏可，3岁开始交流性言语逐步减少，随后无目的自言自语增多，言语及非言语性交流减少。专科检查：①社交沟通方面。叫名无反应；眼神对视少，回避目光；不关注同龄儿，不与同龄人玩，不能发展任何友谊，没有接触环境或进行交往的要求；忽略其他人，对其他人的感受反应迟钝，对于被喜爱反应冷淡；能听懂日常交流用语，大部分时间对指令或语言听而不闻；会说句子，会用简单语言表达自身需求，有时能回答简单问题，会提问，但对话总是有始无终，不会进行回合式对话交流，维持话题困难；不能灵活运用口语，代词运用混淆，说话方式机械；不能区分物品的所有权，别人物品随意拿，想要物品或玩具必须得到，否则急躁；不会表达不适及痛苦，别人不适不会表示关心与安慰；极少用食指去指物品；自娱自乐，对周围环境缺乏对应的观察与反应能力，对父母是否在身边缺乏反应；会炫耀，不懂分享；不会玩假想性游戏；对集体活动缺乏兴趣。②刻板行为方面。无原因发笑，自言自语，斜眼看物品，喜欢照镜子；注意力易分散，互联关注极差。经全面系统评估，患儿入院时发育商48.9分。孤独症行为评定量表（AB量表）C：100分，ADOS分类：20分，总分超过自闭症切截点。诊断为儿童孤独症。

治法：予针灸及综合康复治疗。针灸治疗每天1次，每周6次。经10个疗程治疗，疗效显著，不看、不理、不指、不当等孤独症核心症状明显改善，认知、言语交流、理解、注意力等各方面的能力都得到了明显提升，复查发育商85.3分。孤独症行为评定量表C：17分，ADOS分类：11分。

（郑州大学第五附属医院　李恩耀）

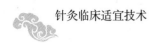

安神益智针法治疗儿童孤独症技术

安神益智针法治疗儿童孤独症技术是笔者根据临床经验总结而成，选取百会、四神聪、语言区、廉泉，运用针刺及点刺方法，可醒脑开窍、安神定志，提高语言发育，同时可以改善患儿睡眠质量、暴躁、易怒、多动等症状，提升注意广度和对学习的兴趣爱好，降低攻击性行为和自残行为。本法是在前期临床观察有效的基础上为临床提供的一种有效、安全的技术操作规范。

（一）技术操作方法

1. 器械准备

（1）材料特性、性能：针具要求有较高的强度和韧性的一次性不锈钢针灸针，针体挺直滑利，能耐高热、防锈，不易被化学物品腐蚀。

（2）型号：直径为 0.30 毫米，长度为 1 寸（25 毫米）。

2. 详细操作步骤

（1）体位：家长坐于凳子上，抱患儿于怀中，双腿固定患儿下肢，双手固定患儿头部。

（2）主穴：百会、四神聪、语言区、廉泉。

（3）消毒：每个穴位均先用碘酊棉签由内而外消毒一遍，再用 75% 酒

精脱碘，消毒范围直径不小于5厘米。

（4）操作方法：用右手拇、食、中三指持1寸毫针，在百会、四神聪平刺进针0.5寸，快速捻转1分钟，针尖朝向百会；用1寸毫针点刺廉泉，行捻转手法0.5分钟后起针，其余留针40分钟，其间行针1次。起针后，将王不留行籽放在0.5厘米×0.5厘米的胶布上，贴压在肝、肾、心、耳神门，语言障碍为主者加贴口、舌，刻板行为为主者加贴交感、内分泌，以社交障碍为主者加贴压脑干，均以耳穴探测仪，以轻、慢、均匀的手法找出上述敏感点，出现刺痛感，以耳郭发红、发胀、发热为度。嘱家长每天按压2次，每次按压15分钟，以耳郭发热为度。

3. 治疗时间及疗程

每天针灸1次，15天为1个疗程。休息7天后，继续第2个疗程的治疗，连续治疗3个疗程。

4. 关键技术环节

1）针刺得气程度要合理掌握，针感不宜太强，也不能太弱。

2）耳压一定要有发热、发胀的感觉。

5. 适应证

符合西医孤独症的诊断标准，且符合中医孤独症的诊断标准，诊断明确，年龄在2～6岁者，均可采用本法治疗。

6. 禁忌证

1）小儿囟门未合，头顶部的腧穴不宜针刺。

2）严重智力落后并有自伤行为者。

3）头部皮肤有感染、溃烂、瘢痕及破损者。

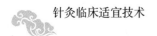

（二）注意事项

1）部分患儿因认知差，多动，针刺时家长应将患儿固定好，避免刺伤。

2）针刺手法应严格按照要求进行操作，避免由于手法过重或时间过长，造成局部疼痛或轻度肿胀，甚或青紫瘀斑、疲乏无力等。

3）针刺前应认真仔细地检查针具，对不符合质量要求的针具及时剔除。

4）针刺头部穴位时，因头发遮挡出血不易发现，起针时应立即用消毒干棉球按压针孔，避免出血，引起血肿。

5）留针过程中，应看护好患儿，避免跌倒、撞击等。

（三）意外情况及处理方案

1）个别年长患儿因精神过度紧张、体质虚弱等，可能出现头晕目眩、面色苍白、心慌气短、出冷汗、恶心欲吐、精神疲倦、血压下降、脉沉细等症状，应立即起针，让患者平卧，头部放低，松解衣带，注意保暖。轻者静卧片刻，给予温开水饮之，即可恢复。重者在行上述处理后，可针刺人中、内关等穴，即可恢复。

2）由于手法不当，可能造成个别患儿局部疼痛或轻度肿胀，甚或青紫瘀斑、疲乏无力。要及时调整手法，以免影响治疗。

3）出现意外情况时，应进行以上相应的处理，并追踪调查，记录结果。将出现的症状及病情程度、发生日期、频率、持续时间、缓解日期、处理措施、处理经过、处理结果及随访情况等记录于病例观察表上，并且在综合考虑合并疾病、合并用药等方法的基础上，评价其与治疗的相关性，由医师详细记录。

附: 验案

案 1 孙某, 男, 2 岁 5 个月。以"至今 2 岁 5 个月语言少、认知差"为代主诉入院。患儿系第 1 胎第 1 产, 其母 28 岁, 孕期血压、血糖未诉异常, 孕 40 周剖宫产娩出, 羊水、胎盘、脐带未诉异常, 生后患儿体重 3.9 千克, 哭声可。患儿动作发育基本与同龄儿童相符, 7 个月独坐, 9 个月会爬, 1 岁 2 个月会独走, 1 岁会无意识喊"爸爸、妈妈"。患儿认知、语言发育一直较同龄儿落后, 2 岁 1 个月时目光交流少, 认知理解力差, 认知部分家庭成员, 不会指认身体部位及家庭成员, 只会无意识发爸爸妈妈音, 会跟大人学说"1、2", 不会执行简单指令。好动, 注意力较差。辅助检查: S-S 法语言发育迟缓评估示, 交流态度不良, 语言发育迟缓。0~6 岁儿童神经心理发育量表示, 大运动 22.5, 精细运动 11.5, 适应能力 19.5, 语言 10, 社交行为 15, 总智龄 15.7, 总发育商 61.9。儿童发育行为心理评定量表示, 婴幼儿孤独症筛查量表 (CHAT): A-2 B-2; 孤独症儿童行为量表 (ABC): 33 分; 克氏孤独症行为量表 (CABS):16 分; 儿童孤独症评定量表 (CARS): 30 分。诊断: ①儿童孤独症。②言语和语言发育障碍。

治法: 选取百会、四神聪、头部语言区针刺, 每次针刺前点刺廉泉, 配合耳穴 (口、舌、脑干), 连续针刺 15 天, 间隔 7 天, 继续下一个疗程。4 个疗程后, 患儿交流态度明显好转, 目光对视增多, 词汇量增加, 会有意识喊"爸爸、妈妈、阿姨", 能服从相关动作及生活环节的指令。

案 2 梁某, 男, 4 岁。以"至今 4 岁 3 个月理解力差、重复语言"为代主诉入院。患儿系第 1 胎第 1 产, 试管婴儿, 其母 27 岁, 孕期血压、血糖未诉异常, 孕 39+2 周顺产失败行剖宫产, 羊水、胎盘、脐带未诉异常,生后患儿体重3.7千克，哭声尚可。生后第5天出现黄疸，给予口服茵栀黄颗粒，2周后消退。患儿运动发育基本与同龄儿童相符，10个半月会独走，但不会爬，1岁会喊"爸爸"，近2岁会喊"妈妈"。患儿认知、语言发育较同龄儿落后，3岁10个月时认知理解力差，目光交流少，喜欢自言自语，重复语言，有成句语言，会主动表达简单的需求，会背诗，复杂语言难以理解，爱好较单一。好动，性格急躁。前来就诊。辅助检查：S-S法语言发育迟缓评估示，交流态度不良，语言发育迟缓。0~6岁儿童神经心理发育量表示：大运动42.0，精细运动15.0，适应能力25.5，语言19.5，社交行为27.0，总智龄25.8，总发育商56.2。多动症诊断标准量表示：18分。儿童发育行为心理评定量表示：CHAT，A-1 B-2；ABC，31分；CABS，15分；CARS，25分。诊断：儿童孤独症。

治法：选取百会、四神聪、头部语言区针刺，每次针刺前点刺廉泉，配合耳穴（口、舌、脑干、交感、耳神门），连续针刺15天，间隔7天，继续下一个疗程。5个疗程后，患儿目光交流明显好转，会主动表达意愿，陈述一件事情，自言自语及重复语言明显减少，部分复杂语言可以理解，能执行较复杂的指令。

（新乡市中心医院　李芳）

针灸治疗注意力缺陷多动障碍技术

针灸治疗注意力缺陷多动障碍针灸治疗技术是根据患儿的临床辨证，头针和体针相结合，对应取穴，副作用少，临床疗效好，不易反弹的针刺治疗技术。

（一）技术操作方法

1. 器械准备

（1）材料特性、性能：针具要求有较高的强度和韧性的一次性不锈钢针灸针，针体挺直滑利，能耐高热、防锈，不易被化学物品腐蚀。

（2）型号：直径为 0.30 毫米，长度为 1 寸（25 毫米）。

2. 详细操作步骤

（1）体位：患儿取仰卧位。

（2）主穴：印堂、鸠尾、神门、四神聪、阳陵泉、太冲、太溪。

（3）配穴：肝肾阴虚加太溪、三阴交；心脾两虚加心俞、脾俞；痰火内扰加丰隆、劳宫；烦躁不安加照海、神庭；记忆力差加悬钟；盗汗加阴郄、复溜；纳少加中脘、足三里；遗尿加中极、膀胱俞；阴虚阳亢加肾俞、行间。

（4）消毒：每个穴位均先用碘酊棉签由内而外消毒一遍，再用 75% 酒精脱碘，消毒范围直径不小于 5 厘米。

（5）操作方法：右手持针，用1寸毫针在四神聪斜向前平刺，进针0.8寸，快速捻转1分钟，局部产生酸、胀感；用1寸毫针在印堂部位提捏局部皮肤，向下平刺0.5寸；用1寸毫针在鸠尾向下斜刺0.5寸；用1寸毫针在太冲直刺0.5寸；用1寸毫针在阳陵泉直刺0.8寸；用1寸毫针在太溪直刺进针0.5寸；用1寸毫针在神门直刺0.3寸。

（6）电针应用：取顶颞前斜线、颞前线、额中线或顶中线、顶旁1线、顶旁2线。毫针刺入后，可配合电针疏密波，刺激15~20分钟。隔天1次。

3. 治疗时间及疗程

1）每天针灸1次，每次取9~13个穴位，10天为1个疗程。疗程结束休息5天后，继续第2个疗程的治疗，可根据病情连续治疗多个疗程。

2）电针隔天1次，10次为1个疗程。疗程结束休息5天后，继续第2个疗程。

4. 关键技术环节

1）针刺得气程度要合理掌握，根据患儿感觉障碍程度沟通到位。

2）通电强度要以患儿能耐受为准，在患儿能耐受的程度内，强度越大效果越好。

5. 适应证

符合DSM-5《精神障碍诊断与统计手册（第五版）》的诊断标准，症状持续半年以上，诊断明确，年龄<18岁者，年龄越小疗效越好。

6. 禁忌证

1）合并有心血管、脑血管、肝、肾和造血系统等严重危及生命的原发性疾病及精神病患儿；某些感染性疾病，如艾滋病和肝炎等，以及溃疡性皮肤病和血液病患儿。

2）不能控制的大龄患儿。

（二）注意事项

1）初次治疗选穴宜少，手法要轻，治疗前要消除患儿对针刺手法治疗的顾虑，同时选择舒适持久的体位，避免由于过度紧张而造成晕针。

2）针刺手法应严格按照要求进行操作，避免由于手法过重或时间过长，造成局部疼痛或轻度肿胀，甚或青紫瘀斑、疲乏无力等。

3）针刺前应认真仔细地检查针具，对不符合质量要求的针具及时剔除。

4）针刺头部穴位时，因头发遮挡出血不易发现，起针时应立即用消毒干棉球按压针孔，避免出血，引起血肿。如能配合，尽量让患儿剪短头发。

5）在针刺过程中，嘱患儿不要随意变动体位，避免受到挤压造成弯针。

（三）意外情况及处理方案

1）由于治疗手法不当，可能造成个别患儿局部疼痛或轻度肿胀，甚或青紫瘀斑，疲乏无力。要及时调整手法，以免影响治疗。

2）个别患儿因精神紧张、体质虚弱等，可能出现头晕目眩、面色苍白、心慌气短、出冷汗、恶心欲吐、精神疲倦、血压下降、脉沉细等症状，应立即起针，让患儿平卧，头部放低，松解衣带，注意保暖。轻者静卧片刻，给予热茶或温开水饮之，即可恢复。重者在行上述处理后，可针刺水沟、内关等穴，即可恢复。

3）出现意外情况时，应进行以上相应的处理，并追踪调查，记录结果。将出现的症状及病情程度、发生日期、频率、持续时间、缓解日期等记录于病例观察表上，并且在综合考虑合并疾病、合并用药等方法的基础上，评价其与治疗的相关性，由医师详细记录。

附：验案

案　代某，女，11岁。发现患儿注意力不能集中、多动2年余。患儿2年前出现注意力不能集中，多动不宁，不能按时完成作业，学习成绩明显下降，在当地医院就诊，多动症评估提示多动，智力测试92分，诊断为注意力缺陷多动障碍，注意力不集中型，给予"利他林"治疗1年，效果欠佳，停止治疗至今。现患儿学习成绩较原来明显下降，睡眠差，多梦，纳差，面色不华，舌质淡，苔少，脉细弱，偏稀，小便可。辨证：本例患儿为学龄儿童，注意力不能集中，多动不宁，睡眠差，多梦，纳差，舌质淡，脉细弱，属心脾两虚型。

治法：治宜养心安神，益气健脾。主穴选印堂、鸠尾、四神聪、神门、阳陵泉、太冲、太溪，配穴加心俞、脾俞、肾俞、足三里。右手持针，用1寸毫针在四神聪斜向前平刺，进针0.8寸，快速捻转1分钟，局部产生酸、胀感；用1寸毫针在印堂部位提捏局部皮肤，向下平刺0.5寸；用1寸毫针在鸠尾向下斜刺0.5寸；用1寸毫针在太冲直刺0.5寸；用1寸毫针在阳陵泉直刺0.8寸；用1寸毫针在太溪直刺进针0.5寸；用1寸毫针在神门直刺0.3寸；心俞、脾俞、肾俞斜刺0.5寸；足三里直刺0.8寸。针灸治疗10天，休息5天后，进行第2疗程。

针灸治疗2个疗程后患儿注意力较前改善，睡眠好转。继续按疗程治疗约半年，患儿恢复如常。

（郑州大学第五附属医院　赵鹏举）

针刺治疗精神发育迟滞技术

针刺治疗精神发育迟滞技术是根据中医的辨证论治原则，结合传统针刺理论而选穴的。取穴以督脉穴位为主、同时选取手少阴心经、手厥阴心包经及足少阴肾经的相关穴位，以起到醒脑开窍、健脑益智的作用。

（一）技术操作方法

1.器械准备

1）材料特性、性能：针具要求有较高的强度和韧性的一次性不锈钢针灸针，针体挺直滑利，能耐高热、防锈，不易被化学物品腐蚀。

（2）型号：直径为 0.30 毫米，长度为 1 寸（25 毫米）、1.5 寸（40 毫米）、2 寸（50 毫米）。

2. 详细操作步骤

（1）体位：一助手与患儿相对而坐于长凳上，双手抱住患儿的头部；另一助手站在其身后，拉紧患儿的双手以保证针刺治疗期间的安全。

（2）主穴：智三针、百会、四神聪。

（3）配穴：轻度智力障碍加智七针（神庭、本神、四神聪）；重度智力障碍加"智九针"（四神针＋额五针）；语言障碍，加语言Ⅰ、Ⅱ、Ⅲ区，颞前线；听力障碍加晕听区、耳前三穴、颞后线；视觉障碍加视区、眼周穴位；精神行为障碍加情感控制区；精细动作差加手指加强区；表情淡漠、注意力不集中加定神三针、神庭透印堂；平衡协调功能差加平衡区或脑三针；醒脑开窍加印堂、内关、三阴交；伴语言障碍加廉泉、心俞、神门、通里、劳宫、哑门、翳风；认知、情绪、行为异常加合谷、太冲、丰隆、肾俞、肝俞、照海、足智三针（涌泉、泉中、泉内）；癫痫加申脉、照海、曲池。

（4）消毒：每个穴位均先用碘酊棉签由内而外消毒一遍，再用 75% 酒精脱碘，消毒范围直径不小于 5 厘米。

（5）操作方法：对于年龄较小，体质弱小的患儿，所有穴位均选取 1 寸毫针；对于大龄患儿或肌肉丰厚者选取 1.5 寸毫针。头部穴位一般平刺，其余穴位斜刺或直刺。

3. 治疗时间及疗程

针灸每周一至周六进行，每天 1 次，每次留针 40 分钟，周日休息 1 天，20 次为 1 个疗程；疗程结束休息 1 周后，进入下一个疗程。

4. 关键技术环节

针刺得气程度要合理掌握，以维持而和缓的得气，针感不宜太强，也不能太弱。

5. 适应证

符合西医精神发育迟滞的诊断标准，且符合中医"童昏病"的诊断标准，诊断明确，年龄在 1~6 岁者，均可采用本法治疗。

6. 禁忌证

1）合并有心血管、肝、肾、造血系统和神经系统等严重器质性疾病者。

2）针刺部位有严重皮肤损伤或皮肤病者。

（二）注意事项

1）初次治疗选穴宜少，手法要轻，治疗前要消除患儿家属以及患儿对针刺疗法治疗的顾虑，同时选择舒适持久的体位，避免由于过度紧张而造成晕针。

2）针刺手法应严格按照要求进行操作，避免由于手法过重或时间过长，造成局部疼痛或轻度肿胀，甚或青紫瘀斑、疲乏无力等。

3）针刺前应认真仔细地检查针具，对不符合质量要求的针具及时剔除。

4）针刺头部穴位时，因头发遮挡出血不易发现，起针时应立即用消毒干棉球按压针孔，避免出血，引起血肿。

5）在针刺过程中，嘱家属照看好患儿，不要随意变动体位，避免受到挤压造成弯针。

（三）意外情况及处理方案

1）由于治疗的手法不当，可能造成个别患儿局部疼痛或轻度肿胀，甚或青紫瘀斑、疲乏无力。要及时调整手法，以免影响治疗。

2）个别患儿因精神紧张、体质虚弱等，可能出现头晕目眩、面色苍白、心慌气短、出冷汗、恶心欲吐、精神疲倦、血压下降、脉沉细等症状，应立即起针，让患儿平卧，头部放低，松解衣带，注意保暖。轻者静卧片刻，给予热茶或温开水饮之，即可恢复。重者在行上述处理后，可针刺水沟、内关等穴，即可恢复。

3）出现意外情况时，应进行以上相应的处理，并追踪调查，记录结果。将出现的症状及病情程度、发生日期、频率、持续时间、缓解日期、

处理措施、处理经过、处理结果及随访情况等记录于病例观察表上，并且在综合考虑合并疾病、合并用药等方法的基础上，评价其与治疗的相关性，由医师详细记录。

附：验案

案 向某，男，4岁3个月，2019年9月6日初诊。发现认知理解力差1年余。患儿3岁时进入幼儿园小班，老师反映患儿在园期间认知理解力差，学习新知识困难，语言理解能力差，听不懂指令，无法回答简单的问题，同时伴有安坐能力差，注意力不集中，小动作多等行为问题，因无法适应幼儿园生活，被劝退。后家长在家行家庭教育半年余，上诉症状未见明显变化，遂来就诊。患儿入院症见反应迟钝，认知理解力差，听不懂指令，不能回答简单的问题，无法进行对话；语言发育迟缓，表达能力差，同时伴有安坐能力差，注意力不集中，爬高上低、危险意识差等症状。现症见：形体丰满，面色红润，手足心热，平素有口臭症状，活动后易汗出，舌质红，舌尖红，苔黄厚腻，脉弦数。小便黄，大便偏干。辨证：患儿为纯阳之体，认知理解力差，安坐能力差，注意力不集中，多动不安，结合舌脉，辨为心肝火旺、痰蒙清窍证。

治法：治宜清肝泻火、化痰开窍。主穴选定神针、百会、四神聪、颞三针、风池、太冲。配穴加丰隆、阴陵泉、阳陵泉、心俞、肝俞、人中、合谷。

治疗3个疗程后，患儿认知能力较前提高，语言理解及表达能力较前好转，安坐能力较前明显改善。

（郑州大学第五附属医院　张继伟）

平肝熄风针法治疗抽动障碍技术

平肝熄风针法治疗抽动障碍技术是笔者在中医脏腑理论指导下，选取百会、太冲、风池、肝俞、合谷、足三里、三阴交、四神聪等，诸穴合用，熄风潜阳、醒脑宁志，以达调肝熄风，理气解郁之效。

（一）技术操作方法

1. 器械准备

（1）材料特性、性能：针具要求有较高的强度和韧性的一次性不锈钢针灸针，针体挺直滑利，能耐高热、防锈，不易被化学物品腐蚀。

（2）型号：直径为0.30毫米，长度为1寸（25毫米）、1寸半（40毫米）。

2. 详细操作步骤

（1）体位：患者取仰卧位或坐位。

（2）主穴：百会、太冲、风池、肝俞、合谷、足三里、三阴交、四神聪。

（3）配穴：频繁眨眼、皱眉加枕上正中线、额旁1线、太阳、丝竹空、攒竹；皱鼻严重加迎香；噘嘴、咧嘴加地仓、颊车；异常发音、咽痒、喉中有痰加颈后线、天突、廉泉、申脉、照海、丰隆；肢体抽动加顶颞前斜线；扭颈加颈夹脊；耸肩加肩髃；脾气急躁加大陵、劳宫；注意力不集中加定神针；智力低下加本神、神庭；睡眠异常加足三里、三阴交；反复呼吸道感染、过敏性鼻炎加迎香、足三里及相应背俞穴。

（4）消毒：每个穴位均先用碘酊棉签由内而外消毒一遍，再用 75% 酒精脱碘，消毒范围直径不小于 5 厘米。

（5）操作方法：用右手拇、食、中三指持 1 寸毫针，在百会、四神聪上平刺进针 0.5 寸，刺入帽状腱膜下，快速捻转 1 分钟，局部产生酸、胀感；用 1.5 寸毫针在太冲、风池、肝俞、合谷、足三里、三阴交直刺 1 寸，行捻转手法 1 分钟，局部产生酸、胀、沉感，留针 40 分钟，其间行针 2 次。

（6）耳穴贴压：主穴取皮质下、神门、心、肝、肾、脾、交感。眨眼、皱眉加目 1 穴；皱鼻、吸鼻加内鼻、外鼻；四肢抽动加交感；喉中异声加咽喉。每 5 天 1 次，每天按压刺激 3 次，每次 2 分钟；休息 2 天，再进行下一次治疗。

3. 治疗时间及疗程

每天针灸 1 次，10 天为 1 个疗程。疗程结束休息 5 天后，继续第 2 个疗程的治疗，可根据病情连续治疗多个疗程。

4. 关键技术环节

1）针刺得气程度要合理掌握，根据患者感觉障碍程度沟通到位。

2）通电强度要以患者能耐受为准，在患者能耐受的程度内，开得越大，效果越好。

5. 适应证

符合《美国精神疾病诊断标准》（第五版）（DSM-V）抽动障碍的诊断标准，且符合中医抽动障碍的诊断标准，诊断明确，年龄在 5~15 岁者，均可采用本法治疗。

6. 禁忌证

1）因舞蹈病、手足徐动症、脑炎、肝豆状核变性及药物原因等引起的特纳综合征患儿。

2）合并有智力缺陷的患儿。

3）合并有精神疾患或患有癫痫的患儿。

4）CT 或 MRI 检查提示存在脑部器质性病变者。

5）合并心血管、脑血管疾病，肝、肾系统疾患和造血系统等存在原发性病者。

6）就诊前 2 周之内服用过调节免疫作用、抗精神病、抗癫痫、兴奋或抑制性神经递质的药物。

（二）注意事项

1）初次治疗选穴宜少，手法要轻，治疗前要消除患儿对针刺法治疗的顾虑，同时选择舒适持久的体位，避免由于过度紧张而造成晕针。

2）针刺手法应严格按照要求进行操作，避免由于手法过重或时间过长，造成局部疼痛或轻度肿胀，甚或青紫瘀斑、疲乏无力等。

3）针刺前应认真仔细地检查针具，对不符合质量要求的针具及时剔除。

4）针刺头部穴位时，因头发遮挡出血不易发现，起针时应立即用消毒干棉球按压针孔，避免出血，引起血肿。

5）在针刺过程中，嘱患儿不要随意变动体位，避免受到挤压造成弯针。

（三）意外情况及处理方案

1）由于治疗时手法不当，可能造成个别患儿局部疼痛或轻度肿胀，甚或青紫瘀斑、疲乏无力。要及时调整手法，以免影响治疗。

2）个别患儿因精神紧张、体质虚弱等，可能出现头晕目眩、面色苍白、心慌气短、出冷汗、恶心欲吐、精神疲倦、血压下降、脉沉细等症状，应立即起针，让患儿平卧，头部放低，松解衣带，注意保暖。轻者静卧片刻，给予热茶或温开水饮之，即可恢复。重者在行上述处理后，可针刺水沟、内关等穴，即可恢复。

3）出现意外情况时，应进行以上相应的处理，并追踪调查，记录结果。将出现的症状及病情程度、发生日期、频率、持续时间、缓解日期、处理措施、处理经过、处理结果及随访情况等记录于病例观察表上，并且在综合考虑合并疾病、合并用药等方法的基础上，评价其与治疗的相关性，由医师详细记录。

附：验案

案 李某，男，7岁，2020年4月16日初诊。眨眼、咧嘴1年余，加重1个月。1年余前患儿无明显诱因开始出现频繁眨眼，伴有咧嘴，家长未予重视，上述症状持续加重，严重时可伴有甩头、耸肩，同时出现清嗓子的动作，经提醒后可短暂控制，后至多家医院就诊，诊断为抽动障碍，给予药物（具体不详）治疗，效不佳，故来就诊。现症见：患儿频繁抽动，多动，伴有耸肩，清嗓子，控制力差，情绪急躁易怒，容易生气，舌红苔黄，脉弦有力。辨证：该患儿抽动较为频繁，同时伴有甩头、耸肩、清嗓子的动作，平时多动，情绪急躁易怒，容易生气，结合舌苔脉象，故辨证为肝亢风动证。

治法：平肝熄风针法。

（1）针刺：主穴取百会、太冲、风池、肝俞、合谷、足三里、三阴交、四神聪。配穴加枕上正中线、额旁1线、地仓、肩髃、劳宫。在百会、四神聪、枕上正中线、额旁1线上平刺进针0.5寸，刺入帽状腱膜下，快速捻转1分钟，局部产生酸、胀感；用1.5寸毫针在太冲、风池、肝俞、合谷、足三里、三阴交、地仓、肩髃、劳宫直刺1寸，行捻转手法1分钟，局部产生酸、胀、沉感，留针40分钟，其间行针2次。

（2）耳穴贴压：主穴取皮质下、神门、心、肝、肾、脾、交感。配穴加目1、内鼻、外鼻、口、咽喉穴。5天1次，每天按压刺激3次，每次2分钟；休息2天，再进行下一次治疗。

治疗1个疗程后，患儿上述症状减轻，治法不变，继续坚持3个疗程后患儿症状逐渐痊愈。

大部分患儿在接受中医传统治疗的开始阶段会有不同程度的抵触，主要是因为患儿对于针刺疗法治疗的恐惧引起的，这时医者应有足够的耐心，操作的时候尽量轻柔，不要引起过度的疼痛，待患儿逐渐接受后可逐渐加大强度，大多数患儿在经过治疗后都会有所好转的。

（郑州大学第五附属医院　沈文宾）

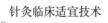
学习障碍针刺技术

学习障碍针刺技术是笔者根据临床经验总结而成，儿童以心、脾、脑功能不足为主，病位在脑，由于虚证不明显，根据临床观察，单纯应用养血填髓之品效果不甚理想。本病的治疗原则宜以调和阴阳、调养心脾为主，佐以祛痰化瘀。若虚证明显，或痰瘀阻窍实证明显，又当审症求因，辨证治疗。

（一）技术操作方法

1. 器械准备

（1）材料特性、性能：针具要求有较高的强度和韧性的一次性不锈钢针灸针，针体挺直滑利，能耐高热、防锈、不易被化学物品腐蚀。

（2）型号：直径为 0.30 毫米，长度为 1 寸（25 毫米）、0.5 寸（13毫米）。

2. 详细操作步骤

（1）体位：针刺头部时让患儿取坐位，家属与患儿面对面坐，双手置于面部以固定患儿头部；针刺四肢穴位，待针刺完头部穴位继续保持姿势不变，固定四肢予以针刺。

（2）主穴：百会、曲池、上星、四神聪、印堂、内关、神门、足三里、三阴交。

（3）消毒：每个穴位均先用碘酊棉签由内而外消毒一遍，再用75%酒精脱碘，消毒范围直径不小于5厘米。

（4）操作方法：右手持针，使用1寸毫针在四神聪平刺进针0.5寸，快速进针捻转，针尖朝向百会；用1寸毫针在百会、上星、智三针向前平刺进针0.7寸；用1寸毫针在曲池、阳陵泉、足三里、三阴交、太冲直刺0.8寸，行捻转手法后拔出；用0.5寸毫针在内关、神门、合谷直刺进针0.5寸，捻转后拔出。心脑不和证患儿加内关、神门，心脾两虚证患儿加心俞、脾俞，可选用灸法，时间20分钟。痰瘀阻窍证患儿加丰隆、血海，进针方法同上。行针手法医生可根据针下得气感捻转10次左右拔出；头部穴位留针30分钟，可结合患儿实际情况予以合谷、太冲留针。

3. 治疗时间及疗程

1）每天针刺1次，20天为1个疗程。疗程结束休息5天后，继续第2个疗程的治疗，连续治疗3个疗程，对患儿进行相关评估。

2）结合康复训练课程同时进行，个体化训练、认知教育，感觉统合治疗每次30分钟。每天1次，连续20次为1个疗程。

4. 关键技术环节

1）针刺治疗的时间以上午为佳。

2）针刺时合理掌握针刺的时机，保证针刺位置的准确，避免再次进针。

5. 适应证

符合西医学习障碍的诊断标准，诊断明确，年龄在学龄期，均可适用

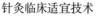

本法治疗。

（二）注意事项

一般说来，给小儿针灸比给成人针灸复杂，医生和患儿家长必须密切配合，才能做好针灸治疗。在这个过程中，通常需注意以下问题：

1）医生应该精神集中，控制好针具，以防小儿哭闹、挣扎时造成不必要的伤害。

2）患儿家长应该在摆好体位的情况下，固定好小儿的肢体，防止小儿乱动、挣扎，以免影响针刺。

3）皮肤有感染、溃疡、瘢痕的部位，不宜针刺。对胸、两肋、腰背脏腑位置处的穴位，不宜直刺、深刺，以免伤及脏器，防止意外事故的发生。

4）针刺颈部的风府、风池等穴以及脊柱的穴位时，要注意掌握一定的角度，不宜大幅度地提插、捻转和长时间的留针，以免伤及重要组织器官，产生严重的不良后果。

5）小儿在患有发热、水痘、腮腺炎等时不宜针刺。

（三）意外情况及处理方案

1）患儿乱动，起针时不能及时准确按闭针孔，造成局部血肿青紫较为常见。要注意起针时观察针孔有无出血，若有出血，要及时按闭针孔止血。

2）患儿因为恐惧会乱动，针刺时极易造成弯针。要事先与家属沟通好，针刺时尽量保持住患儿体位。如出现弯针情况，轻者须轻摇针体，顺着弯曲方向将针退出；重者固定患儿体位，使局部肌肉放松，再行退针。

3）针刺时由于患儿乱动，需家属帮忙固定患儿头部及四肢，易误刺家属及医生本人，误刺后的针具应丢弃，避免重复使用。

附：验案

案　周某，男，8岁，2019年6月2日初诊。患儿现8岁，就读小学1年级，平时成绩差，学习障碍，表现数字运算困难，简单加减需数手指辅助，数学成绩基本在10$^+$；书写困难，不能正常书写文字，拼写障碍，语文成绩20$^+$，上课时注意力不集中，左顾右盼，平时日常交流尚可，就诊于某医院，行智能测验报告示：IQ90，予以听视力检查回示未见异常，诊断学习障碍，给予康复训练和药物治疗（具体药物不详）3月余，效差，为求进一步康复治疗，遂来就诊。患儿自发病以来，神志清楚，精神一般，饮食、睡眠正常，大小便正常。中医查体所见，观其形体偏瘦，面色无华，神疲乏力，多动但不冒失，汗多，记忆力差，大小便可，眠差，舌体胖大，苔薄白，脉沉缓乏力。胎产史：患儿系G2P2，足月，剖宫产出生，出生体重3.6千克，生后会哭，哭声响亮，胎盘轻度老化，胎位为臀位，无羊膜早破，无羊水吸入，羊水无污染，无窒息抢救，无脐绕颈，无胎盘早剥。孕期感冒，于当地医院就诊，具体用药不详；孕2月因低血压昏厥，血压80/40毫米汞柱；孕早期妊娠反应重；孕期检查规律进行，孕期胎动正常；怀孕前无接触放射性物质；无妇科疾病、糖尿病、甲状腺功能异常，孕前至孕期间断口服叶酸。辨证：患儿形体偏瘦，少气懒言，面色无华，手足逆冷，喜热，出汗多，睡眠不实，舌体胖大，苔薄白，脉无力，结合其临床表现当属心脾两虚之证。

治法：养心安神，健脾益气。选穴：主穴选用百会、智三针（神庭、本神）、上星、印堂、四神聪，健脾养心取神门、通里、内关、血海、足三里、梁丘，心俞、脾俞选用灸法。使用1寸毫针在四神聪平刺进针0.5寸，快速进针捻转，针尖朝向百会；用1寸毫针在百会、上星、智三针向前平刺进针0.7寸，留针30分钟；用1寸毫针在血海、足三里、梁丘直刺0.8寸，行捻转手法后拔出；用0.5寸毫针在通里、神门、内关直刺进针0.5寸，捻转后拔出；心俞、脾俞同时灸，灸30分钟。周一至周六，每天1次，20次为1个疗程。3个疗程后予以评估。同时予以认知知觉功能障碍训练，个体化训练，作业治疗，音乐治疗，感觉统合治疗。

3个月后，患儿学习障碍症状较前改善，数学运算能力及实际生活中数字运算应用明显改善，书写文字及拼音较前进步，多动较前改善，注意力较前集中。患儿治疗半年后出院。1年后随访，数学及语文成绩均能达到60$^+$。

本病多发现在学龄期，在学龄前交流及认知前期无明显异常，家属不易发现，且本病病因复杂，但病机主要是心脾气虚，脑失所养，阴阳失调，主要病理因素是心脾气虚，心主神，脾主思的功能低下。其病位在心、脾、脑。病性以虚为主，兼挟痰瘀之实，但虚证并不明显，用养血填髓之品效果不甚理想。所以调和阴阳，调养心脾是治疗学习障碍的关键所在。

（郑州大学第五附属医院　李志亚）

少商、商阳放血结合六清推拿法治疗小儿疱疹性咽峡炎技术

少商、商阳放血结合六清推拿法治疗小儿疱疹性咽峡炎技术是笔者根据临床经验总结而成，紧扣病机，强调入肺、胃、大肠三经。清心、肺、胃三脏腑实热的同时，兼清其表里经小肠、大肠、脾之热，达到表里双解，上可清心、肺、上焦之热，以退热透表；中可清脾、胃、中焦之热，以升散中焦积热；下可清大肠、小肠、下焦之腑热，以通腑泻火。选肺经与大肠经之井穴放血合奏解毒消肿、清热泻火、清咽利喉之功效，可快速改善患儿咽痛、发热等症状。

（一）技术操作方法

1. 器械准备

（1）型号：采血笔 HS-806S。

（2）推拿介质：淀粉或滑石粉。

2. 详细操作步骤

推拿：

（1）体位：患儿取仰卧位或坐位。

（2）主穴：清天河水、清胃、平肝清肺、清脾经、清大肠、清小肠，

揉二马。

（3）操作方法：清天河水，医者食指、中指自前臂掌侧腕横纹向上推至肘横纹处300次；清胃经，自掌根推向指根方向直推手掌大鱼际外侧赤白肉际交界处100次；平肝清肺，食指和无名指两穴同推，由指根向指尖直推300次；清脾经，拇指桡侧源由指根向指尖直推200次；清大肠，自食指桡侧缘指根推向指尖200次；清小肠，由小指尺侧缘指根推至指尖200次；揉二马，位于小儿手背无名指和小指掌指关节后的凹陷中，按揉20次。根据患儿大小及病情，可酌情增减推按次数。每天1次。

少商、商阳放血：

（1）术前准备：准备一次性采血针，针尖应锐利、无倒钩。暴露双侧少商、商阳，选择患者舒适、医者便于操作的施术体位（由患儿家长抱坐或独坐），应注意环境清洁卫生，避免感染。

（2）消毒：每个穴位均先用碘酊棉签由内而外消毒一遍，再用75%酒精脱碘，消毒范围直径不小于5厘米。

（3）操作方法：点刺前可在被刺部位或其周围轻柔地推、揉、挤、捋，使局部充血。点刺时，用一手固定被刺穴位，另一手持针，露起针尖对准所刺部位快速刺入并迅速出针，点刺后可放出适量血液，也可辅以推挤方法增加出血量。

（4）操作后处理：放血结束后对所刺穴位要再用碘酊消毒，然后用无菌干棉球或棉签擦拭或按压。嘱患儿2小时内手勿沾水，保持施术部位清洁。

3. 治疗时间及疗程

首次治疗点刺放血 1 次，推拿 3 天为 1 个疗程，推拿 3 天后若咽峡部疱疹溃疡仍未完全消退，再行点刺放血 1 次，继续推拿治疗 3 天。每次推拿时间为 20~30 分钟。

4. 关键技术环节

1）放血疗法应放在当天推拿治疗结束后。

2）首次放血的出血量应尽可能多些。

5. 适应证

符合西医小儿疱疹性咽峡炎的诊断标准，符合中医小儿口疮的诊断标准，不伴有其他疾病（如外伤、支气管肺炎、病毒性脑炎等疾病），病程小于 48 小时，年龄在 6 个月至 7 岁。

6. 禁忌证

合并有心血管、脑血管、肝、肾和造血系统等严重危及生命的原发性疾病及神经精神疾病患儿。合并有心肌炎、腮腺炎、脑炎、肺水肿、肺出血等严重并发症的患儿。

（二）注意事项

1）放血疗法应放在推拿治疗之后。

2）放血治疗时点刺手法要快、准；治疗前尽量消除患儿对放血疗法的恐惧，避免由于过度紧张而造成晕针。

3）放血前应认真仔细地检查采血针，对不符合质量要求的针具及时剔除。

4）在点刺放血过程中，嘱患儿不要随意变动体位、拉扯手部关节，避

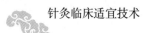

免拉伤或误刺到其他部位。

5）点刺后如出血不止，应快速用无菌干棉球按压，防止出血量过大。

6）推拿时一定使用介质，避免损伤患儿皮肤。

7）治疗结束后应注意避风，忌食生冷油腻，适当增加患儿饮水量。

（三）意外情况及处理方案

1）个别患儿因精神紧张、体质虚弱等，可能出现头晕目眩、面色苍白、心慌气短、出冷汗、恶心欲吐、精神疲倦、血压下降、脉沉细等症状，应立即停止放血，让患儿平卧，头部放低，松解衣带，注意保暖。轻者静卧片刻，给予温开水饮之，即可恢复。重者在行上述处理后，可针刺人中、内关等穴，即可恢复。

2）出现意外情况时，应进行以上相应的处理，并追踪调查，记录结果。将出现的症状及病情程度、发生日期、持续时间、缓解时间、处理措施、处理经过、处理结果及随访情况等记录于病例观察表上，并且在综合考虑合并疾病、合并用药等方法的基础上，评价其与该治疗的相关性，由医师详细记录。

附：验案

案　王某，女，3岁。以"发热2天，咽痛"为主诉就诊。患儿2天前出现发热，体温最高可达39.3℃，无惊厥，夜晚哭闹，无流涕，无咳嗽，拒食，大便干结，舌红，苔黄厚。查体：听诊双肺呼吸音无异常，咽腔红肿，咽腭弓可见散在溃疡点。西医诊断：疱疹性咽峡炎。中医辨证：口疮，属风热乘脾型。

治法：疏风散火，清热解毒。第1天，清天河水500次，清胃经300次，平肝清肺300次，清脾经300次，清大肠500次，清小肠200次，揉二马50次。双侧少商、商阳放血，出血为深红色。首次治疗结束后，体温降至正常。

第2天复诊，家长述昨晚又发热，热峰38.6℃，仍不愿进食，大便未排，在第一天推拿穴位基础上加揉板门30次，退六腑100次，并嘱患儿多饮温水。

第3天复诊，体温已降至正常，大便已排，按第2天推拿穴位再推拿1次。后又继续推拿3天，未再发热。推拿结束后，查看患儿口腔，疱疹已完全消退。

（河南中医药大学第一附属医院　佘悦）

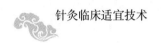

温阳通经法治疗青少年近视技术

温阳通经法治疗青少年近视技术是在中医经络理论指导下，选取风池、天柱、风府，运用针刺、艾灸方法，温阳益气，疏通经络，通过调节眼部经络气血，从而达到改善患者视力水平的目的。

（一）技术操作方法

1.器械准备

（1）材料特性、性能：针具要求有较高的强度和韧性的一次性不锈钢针灸针，针体挺直滑利，能耐高热、防锈，不易被化学物品腐蚀。

（2）型号：直径为0.30毫米，长度1寸（25毫米）。

2.详细操作步骤

（1）体位：患者取俯卧位。

（2）主穴：风池、天柱、风府。

（3）配穴：心阳不足加心俞（双侧）；脾虚气弱加脾俞（双侧）；肝肾亏虚加肾俞（双侧）；肝血不足加肝俞（双侧）。

（4）消毒：每个穴位均先用碘酊棉签由内而外消毒一遍，再用75%酒精脱碘，消毒范围直径不小于5厘米。

（5）操作方法：用右手拇、食、中三指持1寸毫针，风池向鼻尖方向斜刺 0.32 ~ 0.4 寸、天柱直刺 0.2 ~ 0.32 寸、风府向下颌方向斜刺 0.32 ~ 0.4 寸，轻柔捻转，局部产生轻微酸、胀感，留针 30 分钟，其间行针 2 次。

（6）艾灸：针刺得气后，将一根 18 毫米 ×20 毫米艾条一端点燃，对准风府穴上方，距离皮肤 2 ~ 3 厘米施灸，使局部有温热感而无灼痛，灸至皮肤潮红、汗出为度，每次 15 分钟。

3. 治疗时间及疗程

每天针灸 1 次，5 天为 1 个疗程。休息 2 天后，继续第 2 个疗程的治疗，连续治疗 4 个疗程。

4. 关键技术环节

1）针刺得气程度要合理掌握，以维持和缓的得气，针感不宜太强。

2）艾灸时热力沿着针体向内传递到针尖部位，直达深部。或出现局部麻、胀、酸、痛、痒、重、凉、流水样、吹风样等非热感的特殊感觉。施灸结束，医者能观察到患者施灸部位有潮红、汗出及在潮红的基础上出现有红白不均匀的花斑等现象。

5. 适应证

符合西医近视的诊断标准，且符合中医能近怯远的诊断标准，诊断明确，年龄在 6 ~ 13 岁者。

6. 禁忌证

1）合并有心血管、脑血管、肝、肾和造血系统等严重危及生命的原发性疾病及精神病患者；某些感染性疾病，如艾滋病和肝炎等，以及溃疡性皮肤病和血液病患者。

2）青光眼、高眼压症、白内障、视网膜和脉络膜病变等影响观察指标

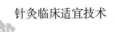

的眼病。

3）畏惧针灸疗法，不能配合治疗的患者。

（二）注意事项

1）初次治疗手法要轻，治疗前要消除患者对针刺疗法治疗的恐惧，同时选择舒适持久的体位，避免由于过度紧张而造成晕针。

2）针刺手法应严格按照要求进行操作，避免由于手法过重或时间过长，造成局部疼痛或轻度肿胀，甚或青紫瘀斑、疲乏无力等。

3）针刺前应认真仔细地检查针具，对不符合质量要求的针具及时剔除。

4）针刺头部穴位时，不可向上深刺，以免损伤延髓及脊髓；天柱穴勿向脊柱方向斜刺过深，以防刺伤脊髓；严禁提插和大幅度捻转。因头发遮挡出血不易发现，起针时立即用消毒干棉球按压针孔，避免出血，引起血肿。

5）在针刺过程中，嘱患者不要随意变动体位，避免受到挤压造成弯针。

6）艾灸时把握好距离皮肤距离，避免艾条触及针刺风府穴上方的针灸针并及时弹去艾灰，防止脱落带火星的艾灰灼伤皮肤或燃烧头发。

（三）意外情况及处理方案

1）由于治疗手法不当，可能造成个别患者局部疼痛或轻度肿胀，甚或青紫瘀斑、疲乏无力。要及时调整手法，以免影响治疗。

2）个别患者因精神紧张、体质虚弱等，可能出现头晕目眩、面色苍白、心慌气短、出冷汗、恶心欲吐、精神疲倦、血压下降、脉沉细等症状，应立即起针，让患者平卧，头部放低，松解衣带，注意保暖。轻者静卧片刻，给予热茶或温开水饮之，即可恢复。重者在行上述处理后，可针刺水沟、内关等穴，即可恢复。

3）出现意外情况时，应进行以上相应的处理，并追踪调查，记录结果。将出现的症状及病情程度、发生日期、频率、持续时间、缓解日期、处理措施、处理经过、处理结果及随访情况等记录于病例观察表上，并且在综合考虑合并疾病、合并用药等方法的基础上，评价其与治疗的相关性，由医师详细记录。

附：验案

案 姚某，女，10岁，2014年7月7日初诊。视远物模糊2年，2年前因看书写字距离过近等不良习惯，出现双眼易疲劳，视远物模糊，视近清晰，喜垂闭，佩戴眼镜矫正，初始尚可，后症状逐渐加重，严重影响正常读书学习。现症见视远物模糊，视近清晰，神志清，精神差，困倦貌，平素食欲不振，四肢乏力，舌淡苔白，脉弱。检查：双眼裸眼视力均为0.6（4.8）。辨证：近视，证属脾虚气弱。

治法：益气健脾、温阳通经、明目。取穴：双侧风池、双侧天柱、风府、双侧脾俞。操作方法：让患者取俯卧位，用棉签蘸碘酊局部消毒，取1寸毫针，风池向鼻尖方向斜刺0.32～0.4寸、天柱直刺0.2～0.32寸、风府向下颌方向斜刺0.32～0.4寸，脾俞向脊柱方向成45°斜刺0.2～0.32寸，轻柔捻转，局部产生轻微酸、胀感，留针30分钟，其间行针2次。针刺得气后，将一根18毫米×20毫米艾条一端点燃，对准风府上方，距离皮肤2～3厘米施灸，使局部有温热感而无灼痛，灸至皮肤潮红、汗出为度，每次15

分钟。每天针灸1次，5天为1个疗程，疗程间休息2天。治疗2个疗程后，自述视远物明显好转，精神良好，食欲渐增，乏力好转。继续治疗4个疗程后，视物模糊，视远物不清症状消失。检查视力：双眼增加至1.0（5.0）。

（平顶山市中医医院　陈亮）

面部悬吊针法结合胫五针治疗黄褐斑技术

面部悬吊针法结合胫五针治疗黄褐斑技术是在十二经脉与皮部理论指导下，选取面部腧穴结合体穴阳陵泉、阴陵泉、胆囊、足三里、三阴交五穴，运用针刺、悬吊针法，调整气血的运行，活血化瘀，以改善身体内环境状态，达到活血祛斑的作用。本法是在前期临床观察有效的基础上为临床提供的一种有效、安全的技术操作规范。

（一）技术操作方法

1. 器械准备

（1）材料特性、性能：针具要求有较高的强度和韧性的一次性不锈钢针灸针，针体挺直滑利，能耐高热、防锈，不易被化学物品腐蚀。

（2）型号：直径为0.30毫米，长度为1寸（25毫米）、1.5寸（40毫米）；直径为0.18毫米，长度为0.5寸（13毫米）面部美容针。

2. 详细操作步骤

（1）体位：患者取俯卧位或坐位。

（2）主穴：面部悬吊针穴选局部斑片处阿是穴、四白、瞳子髎、丝竹空。

（3）胫五针穴：阴陵泉、阳陵泉、胆囊、足三里、三阴交。

（4）消毒：每个穴位均先用碘酊棉签由内而外消毒一遍，再用75%酒精脱碘，消毒范围直径不小于5厘米。

（5）操作方法：面部悬吊针法，采用碘酊常规消毒后用75%酒精脱碘，取0.5寸的面部美容针，浅刺皮肤大概0.04～0.12寸（深度因人面部皮肤薄厚而异），以刺入皮层为度，针体悬吊皮肤上面。体穴取1.5寸一次性针灸针直刺进针，平补平泻，得气为度。留针30分钟。

3. 治疗时间及疗程

第1个疗程每天1次，第2个疗程隔天1次，第3个疗程每周2次，10次为1个疗程。

4. 关键技术环节

1）针刺治疗面部以浅刺。

2）针刺得气程度要合理掌握，以维持和缓的得气，针感不宜太强，也不能太弱。

5. 适应证

符合西医黄褐斑的诊断标准，且符合中医黧黑斑的诊断标准，诊断明确，年龄在18～65岁者，均可采用本法治疗。

6. 禁忌证

1）妊娠期间或分娩后1年以内者；从事室外工作者。

2）合并有严重心、肺、肝、肾、消化道等内脏疾病者；其他皮肤病或外伤后色素沉着者。

3）不能长期配合治疗者。

（二）注意事项

1）初次治疗选穴宜少，手法要轻，治疗前要消除患者对针刺疗法治疗的顾虑，同时选择舒适持久的体位，避免由于过度紧张而造成晕针。

2）针刺手法应严格按照要求进行操作，避免由于手法过重或时间过长，造成局部疼痛或轻度肿胀，甚或青紫瘀斑、疲乏无力等。

3）针刺前应认真仔细地检查针具，对不符合质量要求的针具及时剔除。

4）针刺头部穴位时，因头发遮挡出血不易发现，起针时应立即用消毒干棉球按压针孔，避免出血，引起血肿。

5）在针刺过程中，嘱患者不要随意变动体位，避免受到挤压造成弯针。

（三）意外情况及处理方案

1）由于手法不当，可能造成个别患者局部疼痛或轻度肿胀，甚或青紫瘀斑、疲乏无力。要及时调整手法，以免影响治疗。

2）个别患者因精神紧张、体质虚弱等，可能出现头晕目眩、面色苍白、心慌气短、出冷汗、恶心欲吐、精神疲倦、血压下降、脉沉细等症状，应立即起针，让患者平卧，头部放低，松解衣带，注意保暖。轻者静卧片刻，给予热茶或温开水饮之，即可恢复。重者在行上述处理后，可针刺水沟、内关等穴，即可恢复。

3）出现意外情况时，应进行以上相应的处理，并追踪调查，记录结果。将出现的症状及病情程度、发生日期、频率、持续时间、缓解日期、处理措施、处理经过、处理结果及随访情况等记录于病例观察表上，并且

在综合考虑合并疾病、合并用药等方法的基础上，评价其与治疗的相关性，由医师详细记录。

附：验案

案　刘某，女性，40岁，2019年8月16日初诊。3年前颜面颊部开始出现黄褐色斑点，后逐渐扩大成片。其间伴有断断续续的胸胁胀痛，腰膝酸软。刻诊：满脸褐斑，以唇周左右两侧为著，两目暗黑，舌边瘀点，脉象迟涩。辨为气机不展、瘀血阻络。诊断为黄褐斑。治宜活血化瘀祛斑。

治法：面部悬吊针，结合胫五针。第1个疗程每天1次，坚持治疗1个疗程。面部悬吊针，采用碘酊常规消毒后用75%酒精脱碘，取0.5寸的面部美容针，浅刺皮肤0.04～0.12寸，以刺入皮层为度，针体悬吊皮肤上面。体穴取1.5寸一次性针灸针直刺进针，足三里、三阴交、阴陵泉、阳陵泉、胆囊，平补平泻，得气为度。留针30分钟。

治疗1个疗程后，面部黄褐色斑片逐渐消退。患者非常满意。

（河南中医药大学第一附属医院　姜建芳）

针刺透灸结合法治疗神经性皮炎技术

针刺透灸结合法治疗神经性皮炎技术是在中医经络理论指导下，选取风池、百会、中脘、天枢、气海、足三里、太冲、三阴交、血海、曲池、合谷等穴，运用针刺方法，配合腹部艾箱透灸，疏肝理气、健脾和胃、祛风止痒。本方法特色在于透灸，透灸温通经脉、行气活血。笔者在临床治疗中发现，神经性皮炎患者运用针刺方法结合透灸，可以取得很好的临床效果。本法是在前期临床观察有效的基础上为临床提供的一种有效、安全的技术操作规范。

（一）、技术操作方法

1.器械准备

（1）材料特性、性能：针具要求有较高的强度和韧性的一次性不锈钢针灸针，针体挺直滑利，能耐高热、防锈，不易被化学物品腐蚀。

（2）型号：直径为0.30毫米，长度为1.5寸（40毫米）、1.0寸（25毫米）。

2.详细操作步骤

（1）体位：患者取仰卧位。

（2）主穴：百会、风池、中脘、天枢、气海、血海、足三里、三阴交、太冲、合谷、曲池。

（3）配穴：体质偏湿热瘀的患者，可根据具体情况选择背俞穴或皮损局部放血。用梅花针叩刺或采血针点刺，然后拔罐。

（4）艾灸：腹部艾箱一个。取2厘米长的艾条6段，点燃放在腹部艾箱中，将艾箱放在患者腹部，盖上盖子，留2cm宽缝隙，再用裹步覆盖在艾箱上面，避免烟雾直接冒出，并根据患者感觉调节盖口的通风量，待艾条燃尽，取下艾箱（以局部皮肤均匀的汗出、潮红为度，一般需40分钟左右）

（5）消毒：每个穴位均先用碘酊棉签由内而外消毒一遍，再用75%酒精脱碘，消毒范围直径不小于5厘米。

（6）操作方法：百会针尖向前平刺，徐入1.0~1.5寸；风池针尖微下，向鼻尖方向斜刺0.8~1.2寸。中脘、天枢、气海、足三里、曲池、血海、三阴交均直刺1~1.2寸。合谷、太冲直刺0.8~1寸。每穴捻转约1分钟，以酸、麻、胀、困、沉为佳。留针30分钟。

3.治疗时间及疗程

每天针灸1次，10次为1个疗程。休息2天后，继续第2个疗程的治疗，连续治疗2个疗程。

4.关键技术环节

1）选穴要准确，严格掌握进针角度、深度，进针宜徐缓。

2）针刺得气程度要合理掌握，以局部出现酸、沉、麻、胀或伴有放射感为最佳得气标志，针刺强度以患者能忍受为度，针感不宜太强，也不能太弱，操作完毕后即可起针，不留针。

5.适应证

1）符合神经性皮炎西医的诊断标准。

2）符合神经性皮炎中医的诊断标准。

6. 禁忌证

1）不符合上述纳入标准者。

2）妊娠及准备妊娠妇女。

3）合并有心、肺、肝、肾、造血系统及内分泌系统等严重原发性疾病患者或者精神病患者。

（二）注意事项

1）初次治疗选穴宜少，手法要轻，治疗前要消除患者对针刺疗法的顾虑，同时选择舒适持久的体位，避免由于过度紧张而造成晕针。

2）患者宜清淡饮食，忌食鱼、虾、蟹等发物。避免精神刺激，保持心情舒畅、精神愉悦。

3）针刺前应认真仔细地检查针具，对不符合质量要求的针具及时剔除。

4）在针刺过程中，嘱患者不要随意变动体位，避免受到挤压造成弯针。

（三）意外情况及处理方案

1）由于手法不当，可能造成个别患者局部疼痛或轻度肿胀，甚或青紫瘀斑、疲乏无力。要及时调整手法，以免影响治疗。

2）个别患者因精神紧张、体质虚弱等，可能出现头晕目眩、面色苍白、心慌气短、出冷汗、恶心欲吐、精神疲倦、血压下降、脉沉细等症状，应立即起针，让患者平卧，头部放低，松解衣带，注意保暖。轻者静卧片刻，给予热茶或温开水饮之，即可恢复。重者在行上述处理后，可针刺水沟、内关等穴，即可恢复。

3）出现意外情况时，应进行以上相应的处理，并追踪调查，记录结果。将出现的症状及病情程度、发生日期、频率、持续时间、缓解日期、处理措施、处理经过、处理结果及随访情况等记录于病例观察表上，并且在综合考虑合并疾病、合并用药等方法的基础上，评价其与治疗的相关性，由医师详细记录。

附：验案

案1 许某，女，56岁。耳周、眼周、头顶部发痒3年，由于反复搔抓，摩擦，皮肤出现集簇的粟粒大小丘疹，呈圆形，坚硬而有光泽，复盖少量秕糠状鳞屑，呈正常皮色，食辛辣食物加重。常有阵发性剧烈瘙痒，夜间为甚，影响睡眠。曾口服中药治疗，可缓解，停药则复发。食少，时返酸，胃胀，无饥饿感，眠欠安，大便稍干，情绪低落，舌淡红苔薄白，脉弦，脉律时不齐。诊断：血虚风燥型神经性皮炎。

治法：针刺配合腹部灸箱透灸。取穴：风池、百会、中脘、天枢、气海、足三里、太冲、三阴交、血海、曲池、合谷以达疏肝理气、健脾和胃、祛风止痒之功。治疗3次后瘙痒明显减轻；治疗2个疗程后，瘙痒、丘疹消失，皮肤光滑，只局部色素沉着。

案2 许某，女，30岁。皮肤瘙痒8个月余，加重2个月。8个月来，颈后部两侧、双肘窝、腰部皮肤周边出现集簇的粟粒至米粒大小丘疹，圆形，复盖少量秕糠状鳞屑，呈红色，食辛辣食物加重。未系统治疗。近2个月瘙痒严重影响睡眠，易醒，醒后不易复睡，焦虑，面色萎黄，体瘦，乏力，食可，大便2～3日1行，不干发黏，舌暗苔薄白，脉右关弱，抑郁症史。诊断：神经性皮炎。

治法：针刺配合腹部艾箱透灸。取穴：风池、百会、中脘、天枢、气海、足三里、太冲、三阴交、血海、曲池、合谷以取补益心脾、祛风止痒之效。第1次治疗后，痒感明显缓解，睡眠也较前好转。第2次治疗后，已不痒，眠沉。第7次治疗时查体望诊，颈后部两侧、腰部皮损消失，皮肤光滑，仅肤色微暗，睡眠正常。

（洛阳市中医院　孙婵娟）

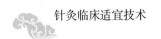

火针结合刺络拔罐治疗结节性痒疹技术

火针结合刺络拔罐治疗结节性痒疹技术是笔者根据临床经验总结而成。火针疗法是按照贺氏三通疗法思想为指导，整体调控，任督为纲、结合五脏六腑等背俞穴进行整体调理。对整体正气的调控，目的就是要使整体的正气化生充盈，运营稳定，从而提高机体的抗病能力、清理病邪的能力，以及修复损伤的机体功能。

本病多因素体蕴湿、外感风毒、虫叮，湿邪风毒聚结肌肤，经络阻隔，气血凝滞等所致。所以选用刺络拔罐疗法，取血海、膈俞、委中、肺俞、曲池、阴陵泉等穴，膈俞为血会可活血化瘀，委中又名血郄，配合血海凉血和营。再选用肺俞、曲池、阴陵泉起到健脾祛湿，祛风止痒的作用。

（一）技术操作方法

1.器械准备

（1）材料特性、性能：针具是由钨锰合金特殊加工而制成，针体钢刃滑利，耐高温；采血笔内部可以装5个专用采血针。

（2）型号：直径为0.8毫米，长度1寸（25毫米）、1.5寸（40毫米）的中粗火针。

2.详细操作步骤

（1）体位：根据火针和放血疗法需要采用合适体位。

（2）主穴：①火针操作取督脉从大椎至腰俞顺经络点刺、任脉从天突至曲骨顺经络点刺、背部膀胱经第一侧线顺经络点刺。②火针点刺结节局部。③刺络拔罐取血海、膈俞、肺俞、曲池、委中、阴陵泉。每次选取上述穴位2~4个刺络拔罐。

（3）消毒：每个穴位均先用碘酊棉签由内而外消毒一遍，再用75%酒精脱碘，消毒范围直径不小于5厘米。

（4）进针：①火针用止血钳夹取75%酒精棉球，将火针针体放在点燃的酒精棉球中外焰烧针，针体烧红后，迅速点刺穴位，不留针。②刺络拔罐疗法操作，使用5头采血笔快速点刺穴位4~5下，再用止血钳夹取75%酒精棉球快速在玻璃罐内绕一圈后，迅速将罐体留在点刺局部。8~10分钟出罐，再用75%酒精棉球消毒局部。

3.治疗时间及疗程

1）火针点刺3天1次,15次为1个疗程。

2）刺络拔罐疗法7天1次,10次为1个疗程。

4.关键技术环节

1）火针疗法操作要求快速、准确，点刺不宜过深，督脉、任脉浅刺为主，结节上以刺透结节为宜。

2）刺络拔罐，选穴准确，出血量要足，以5~10毫升为宜。

5.适应证

符合西医结节性痒疹的诊断标准，且符合中医顽湿聚结的诊断标准，

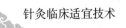

诊断明确，年龄在 15～60 岁者，均可采用本法治疗。

6.禁忌证

1) 精神过于紧张的患者，饥饿、劳累以及醉酒者。

2) 合并有心血管、脑血管、肝、肾和造血系统严重危及生命的原发性疾病及精神类疾病患者。

3) 感染性疾病，如艾滋病、乙型肝炎、梅毒等疾病。

4) 妊娠期患者。

5) 糖尿病患者根据病情禁用或慎用（针孔可能会难以愈合）。

6) 人体的有些部位，如大血管、内脏以及主要的器官处，禁用火针。

（二）注意事项

1) 施术时应注意安全，防止烧伤或火灾等事故发生。

2) 针刺要避开动脉及神经干，勿损伤内脏和重要器官。

3) 施术后医者应向患者说明术后针刺部位的情况及处理方法。①针孔出现微红、灼热、瘙痒等症状属正常现象，不做处理。②注意针孔局部清洁，忌用手搔抓，不宜用油、膏类药物涂抹。③针孔当天不宜沾水。针刺7 天内不宜泡澡、推精油、游泳等。

（三）意外情况及处理方案

1) 操作前可以向患者详细讲解操作方法，或观看操作视频，缓解紧张情绪。

2) 操作后患者针孔处瘙痒严重者可予皮炎平涂抹止痒。

3) 出现意外情况时，应进行以上相应的处理，并追踪调查，记录结果。将出现的症状及病情程度、发生日期、频率、持续时间、缓解日期、处理措施、处理经过、处理结果及随访情况等记录于病例观察表上，并且在综合考虑合并疾病、合并用药等方法的基础上，评价其与治疗的相关性，由医师详细记录。

附：验案

案 刘某,2年前因妻子生产在医院陪床,遭蚊虫叮咬后腿部出现痒疹,未引起重视,后反复搔抓后皮疹增多,局部坚硬,呈疣状结节状,夜间瘙痒加重,辗转多地治疗,自诉用过糖皮质激素、免疫抑制剂治疗、冷冻治疗、服用中药治疗等,不见好转,反复再出现新发的结节性痒疹。后来院治疗。

治法：火针点刺及刺络拔罐治疗,经治疗10次后,患者无新发痒疹,旧的痒疹也部分脱落、愈合。现还在继续治疗。

（周口市中医院　吴志敏）

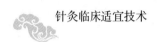

透刺阿是穴结合刺络法治疗带状疱疹急性期技术

透刺阿是穴结合刺络法治疗带状疱疹急性期技术是在辨证论治指导下，主要选取阿是穴、夹脊，采用毫针透刺法、配合刺络放血。阿是穴本身以痛为腧，宣散局部气血，夹脊位于足太阳膀胱经与督脉之间，具有沟通两脉、调节全身阳气的作用，从而畅达脏腑经络，配合阿是穴、血海刺络放血，达到清肝泻火，运脾化湿，化瘀止痛的效果。本法在临床运用广泛，操作安全，效果显著，得到了广大医患的认可，为临床提供的一种有效、安全的技术操作规范。

（一）技术操作方法

1. 器械准备

（1）材料特性、性能：针具要求较高的强度和韧性的一次性不锈钢针灸针，针体挺直滑利，能耐高热、防锈，不易被化学物品腐蚀。

（2）型号：一次性针灸针，直径 0.30 毫米，长度 1 寸（25 毫米）、1.5 寸（40 毫米）；一次性采血针规格为 28G。

2. 详细操作步骤

（1）体位：采取侧卧位。

（2）主穴：阿是穴（约离疱疹 0.5 寸处）、夹脊。

（3）配穴：肝经郁热加行间、侠溪；脾虚湿蕴加足三里、阴陵泉；气滞血瘀加三阴交、血海。

（4）消毒：每个穴位均先用碘酊棉签由内而外消毒一遍，再用 75% 酒精脱碘，消毒范围直径不小于 5 厘米。

（5）操作方法：针刺阿是穴，从皮损四周成 15° 角朝疱疹方向透刺，针深 0.5（头面部）~1.2（胸腹部）寸，按皮损范围大小，进针 6 ~ 12 支，略加捻转提插，有轻度得气感即可。相应夹脊穴，斜向脊柱深刺 0.8 ~ 1.2 寸，用小幅度提插加捻转手法，使针感循神经分布路线传导。留针 30 分钟。其间行针 2 次。足三里、阴陵泉用提插捻转补法，余穴均施提插捻转泻法。起针后，选阿是穴、血海，疹发头颈部加大椎，腰胁部加膈俞、委中。用一次性采血针点刺放血（阿是穴围刺一圈，每隔 1 ~ 2 厘米处点刺一下）3 ~ 5 下，使之各出血少许。发于胸腰部的可刺络后加拔罐，留罐 2 ~ 3 分钟（选用 3 号、4 号火罐）。

3. 治疗时间及疗程

每天针灸 1 次，5 天为 1 个疗程。刺络疗法隔天 1 次。每个疗程间休息 2 天。

4. 关键技术环节

1）阿是穴从皮损四周成 15° 角朝疱疹方向透刺。刺络阿是穴采用围刺法。

2）夹脊斜向脊柱方向针刺，配合小幅度提插捻转，使针感循神经分布路线传导。

3）阿是穴围刺放血用一次性采血针点刺，每隔 1 ~ 2 厘米点刺一下，见血即可。

5.适应证

符合带状疱疹急性期诊断的患者，本法也能治疗带状疱疹引发的疱疹后神经痛。

6.禁忌证

1）有自发性出血倾向或者因损伤后出血不止的患者。

2）妊娠或者月经期的患者。

3）传染病患者和严重心、肝、肾功能损害者。

（二）注意事项

1）选穴要准确，针刺、刺络力度要适当。

2）严格常规消毒，注意无菌操作，防止感染。

3）清淡饮食，忌食肥甘厚味、辛辣、鱼虾等；保持病变部位的清洁及干燥。

4）注意休息，沐浴时避免热水刺激。

（三）意外情况及处理方案

1）患者体质虚弱，精神紧张或疲劳，或医者针刺时手法过重等出现精神疲倦，头晕目眩，面色苍白，恶心欲吐，多汗，心慌，血压下降等。应立即停止针刺，将针全部起出。使患者平卧，注意保暖，轻者仰卧片刻，给饮温开水或糖水后，即可恢复正常。重者在上述处理基础上，可针刺人中、素髎、内关。灸百会、关元、气海等穴，即可恢复。

2）起针后，针刺部位肿胀疼痛，继则皮肤出现青紫色。可能针尖弯曲带钩，使皮肉受损，或刺伤血管所致。若微量的皮下出血而局部小块青紫，一般不必处理，可自行消退。若局部肿胀疼痛较剧，青紫面积大而影响到活动功能时，可先做冷敷止血，再做热敷或在局部轻轻按揉，以促使瘀血消散吸收。

附：验案

案　王某，男，55岁，职工。初诊日期：2010年7月19日。右侧胸胁部疼痛1周，加重3天。患者于1周前出现右侧胸胁部疼痛，开始为隐痛，之后成为烧灼样疼痛，疼痛持续不断。至附近诊所，诊断为软组织损伤，服药后未见缓解。3天前，疼痛部位出现散在丘疹，色红，逐渐发展成成簇水疱。来医院皮肤科诊断为带状疱疹，服药后，有所好转，但疼痛仍剧，夜间疼痛难忍，无法入眠。经皮肤科介绍来针灸科求治。检查：患者右侧第8~9肋间自胸至胁沿肋间神经走向布有成簇大小不等水疱，疱壁紧张，外周红晕，周围肤色正常。舌红苔薄黄，脉弦滑数。西医诊断为带状疱疹；中医辨证为缠腰火丹（肝经郁热）。

治法：按上述方法采用透刺阿是穴结合刺络法，疱疹发于胸胁部，刺络后加拔罐综合治疗。第二天复诊时诉，疼痛大减，晚上已能安眠，检查右侧胸胁部疱疹，已有萎缩之势，继用原方治疗，刺络放血隔天1次。前后共治疗5次，痊愈。随访至今未发，亦无任何不适症状。

（周口市中医院　刘俊宏）

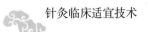
调和少阳针法治疗耳鸣技术

调和少阳针法治疗耳鸣技术是在经络和少阳枢机制论指导下，选取耳门、听会、翳风、侠溪、中渚、天冲、角孙、悬厘为主穴。实证用泻法，虚证用补法，疏利少阳经气的运行，调和经络阴阳，达到经络畅通、阴平阳秘、脉有所养的作用，以改善耳鸣症状。常用的方法是调和少阳治疗耳鸣，重点在少阳经脉。本方法调和少阳，重点在疏通少阳经脉与调和引起耳鸣的经脉阴阳失调。本法是在前期临床观察有效的基础上为临床提供的一种有效、安全的技术操作规范。

（一）技术操作方法

1. 器械准备

（1）材料特性、性能：针具要求有较高的强度和韧性的一次性不锈钢针灸针，针体挺直滑利，能耐高热、防锈，不易被化学物品腐蚀。

（2）型号：直径为 0.30 毫米，长度为 1 寸（25 毫米）、1.5 寸（40 毫米）、2 寸（50 毫米）。

2. 详细操作步骤

（1）体位：患者取仰卧位、平卧位或坐位。

（2）主穴：耳门、听会、翳风、天冲、角孙、悬厘、侠溪、中渚、耳三焦、耳胰胆、耳肾。

（3）配穴：风热侵袭加外关、合谷、曲池，均为双侧；肝火上扰加太冲（双侧）；痰火郁结加丰隆（双侧）；肾精亏损加太溪；脾胃虚弱加足三里（双侧）。

（4）消毒：每个穴位均先用碘酊棉签由内而外消毒一遍，再用 75% 酒精脱碘，消毒范围直径不小于 5 厘米。

（5）操作方法：用右手拇、食、中三指持 1 寸毫针，在天冲、角孙、悬厘平刺进针 0.5 寸，快速捻转 1 分钟，局部产生酸、胀感，针尖朝向耳蜗；用 1 寸毫针在耳门、听会、翳风、侠溪、中渚直刺 0.5 寸，行捻转手法 1 分钟，局部产生酸、胀、沉感，留针 40 分钟，其间行针 2 次。起针后，将王不留行籽放在 0.5 厘米 ×0.5 厘米的胶布上，贴压在耳三焦、胆、肾穴，出现刺痛感，以耳郭发红、发胀、发热为度。嘱患者每天按压 2 次，每次按压 15 分钟，以耳郭发热为度。

3. 治疗时间及疗程

每天针刺 1 次，每次取 7 个穴位（局部取患侧，远端腧穴取双侧），6 天为 1 个疗程。休息 1 天后，继续第 2 个疗程的治疗，连续治疗 3 个疗程。

4. 关键技术环节

1）注意根据阴阳虚实，调整补泻手法。

2）针刺得气程度要合理掌握，以维持和缓的得气，针感不宜太强，也不能太弱。

3）耳穴按压以耳郭发红、发胀、发热为度。

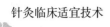

5. 适应证

符合西医神经性耳鸣的诊断标准，且符合中医耳鸣的诊断标准，诊断明确，年龄在 18～65 岁者。

6. 禁忌证

1）合并有心血管、脑血管、肝、肾和造血系统等严重危及生命的原发性疾病及精神病患者；某些感染性疾病，如艾滋病和肝炎等，以及溃疡性皮肤病和血液病患者。

2）妊娠或哺乳期患者。

3）不是以耳鸣为主的其他相关病症的患者。

（二）注意事项

1）初次治疗选穴宜少，手法要轻，治疗前要消除患者对针刺疗法治疗的顾虑，同时选择舒适持久的体位，避免由于过度紧张而造成晕针。

2）针刺手法应严格按照要求进行操作，避免由于手法过重或时间过长，造成局部疼痛或轻度肿胀，甚或青紫瘀斑、疲乏无力等。

3）针刺前应认真仔细地检查针具，对不符合质量要求的针具及时剔除。

4）针刺头部穴位时，因头发遮挡出血不易发现，起针时应立即用消毒干棉球按压针孔，避免出血，引起血肿。

5）在针刺过程中，嘱患者不要随意变动体位，避免受到挤压造成弯针。

（三）意外情况及处理方案

1）由于手法不当，可能造成个别患者局部疼痛或轻度肿胀，甚或青紫

瘀斑、疲乏无力。要及时调整手法，以免影响治疗。

2）个别患者因精神紧张、体质虚弱等，可能出现头晕目眩、面色苍白、心慌气短、出冷汗、恶心欲吐、精神疲倦、血压下降、脉沉细等症状，应立即起针，让患者平卧，头部放低，松解衣带，注意保暖。轻者静卧片刻，给予热茶或温开水饮之，即可恢复。重者在行上述处理后，可针刺水沟、内关等穴，即可恢复。

3）出现意外情况时，应进行以上相应的处理，并追踪调查，记录结果。将出现的症状及病情程度、发生日期、频率、持续时间、缓解日期、处理措施、处理经过、处理结果及随访情况等记录于病例上，并且在综合考虑合并疾病、合并用药等方法的基础上，评价其与治疗的相关性，由医师详细记录。

附：验案

案　宋某，女，75岁。2021年3月9日初诊。患者诉2003年因长期工作压力大，熬夜，出现血压升高，右耳鸣响如蝉声，遂在上海某医院就诊，做听力检查正常，诊断为神经性耳鸣，因耳鸣未影响听力，未给予相关治疗，耳鸣症状持续存在。1周前患者耳鸣加重，轰鸣如雷，入夜尤甚，严重影响睡眠，因患者既往发现多囊肾29年、高血压病28年、慢性肾衰竭7年、冠心病7年，在医院住院治疗慢性肾衰竭，延缓慢性肾脏病进展；现因右耳耳鸣如雷，不能入睡，头晕头昏，倦怠乏力，腰膝酸困疼痛，双下肢水肿，口苦、恶心、纳差，尿黄，便秘。舌质暗红，苔黄腻，脉弦细。辨证：耳鸣（肝火上炎兼肾虚证）。

治法：采用调和少阳针法，取局部与循经腧穴以疏理少阳经气，太溪以调补肾经经气并配合耳穴（三焦、胰胆、肾）。取耳门、听会、翳风、天冲、角孙、悬厘，均为患侧穴位；中渚（双侧）、侠溪（双侧）、太冲（双侧）、太溪（双侧）。针刺6天为1个疗程，休息1天，继续下一个疗程，治疗2个疗程后，自觉耳鸣声音减小，右侧躺时基本无鸣响，左侧躺或平躺时可听到声响。治疗3个疗程后，自觉耳鸣基本无发作。

（河南省中西医结合医院　李星锐）

督脉透灸辅助治疗虚寒型变应性鼻炎技术

督脉透灸辅助治疗虚寒型变应性鼻炎（过敏性鼻炎）是笔者根据临床经验总结而成。督灸施灸部位选用督脉，施灸材料常选用生姜、艾绒具有温阳散寒作用的物品。它是具有益气固表作用的一种治疗手法。督脉透灸时间长，热力较其他灸法更加充足，透灸粉药物的有效成分得以吸收，可从皮肤直达体内组织，激发机体调节气血的能力，调整脏腑阴阳从而达到温补肺阳，外散风寒，止鼽的作用。督脉为"阳脉之海"，沟通全身脏腑，通过三焦的布散作用，结合生姜艾绒的温通作用，输布阳气到达五脏六腑，从而调理全身脏腑阳气的消长，温煦全身。对于虚寒型变应性鼻炎，督脉透灸温补阳气，从而达到调理脏腑，调和营卫，增强卫气，抵御邪气的功效。总之，督脉透灸通过调理全身脏腑阳气，温煦全身，从而从根本上改善患者鼻痒、打喷嚏、流清涕等症状。

（一）技术操作方法

1. 器械准备

（1）督脉透灸箱：由高希言教授团队研发。

（2）督脉透灸粉：肉桂、川芎、细辛、白芷等各适量，研磨成粉。

（3）艾条：长 20~21 厘米、直径 1.9~2.1 厘米。

（4）生姜泥：将1 500克新鲜生姜用食品料理机打成泥状，挤压出多余水分即得约900克。

2.详细操作步骤

（1）体位：患者裸背俯卧于床上。

（2）主穴：督脉大椎至腰阳关穴区域。

（3）消毒：以75%酒精棉球沿施术部位自上而下常规消毒3遍。

（4）涂抹姜汁：沿施术部位涂抹姜汁。

（5）撒督灸粉：沿施术部位撒督灸粉，使之成线条状。

（6）敷盖桑皮纸：将其盖在药粉上面。

（7）铺姜泥：把姜泥牢固地铺在桑皮纸上，要求宽3厘米，厚1厘米，覆盖上述所取穴位（图1）。

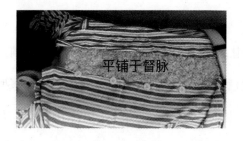

图1　将生姜泥与透灸药粉平铺于背部督脉上

（8）放置艾条：将艾条平分成两段，每次将9段艾条放入透灸箱，横放3段，竖排3段（图2）。

（9）点燃艾条：点燃所有艾条，将透灸箱放于背部（图3）。

（10）换艾条：连续灸完3壮，每次约2小时。

（11）移去姜泥：灸完3壮后取下姜泥。

（12）轻擦灸处：用湿毛巾轻轻擦干净灸后的药泥。

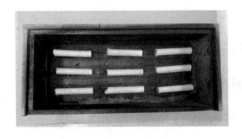
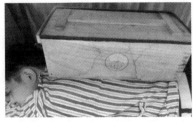

图2 透灸箱内艾条摆放方式　　　图3 患者行督脉透灸治疗

3.治疗时间及疗程

7天治疗1次，治疗4次为1个疗程，共治疗4周。

4.关键技术环节

透灸一是要求灸量充足，二是要求灸感透达，具体是指以43℃左右的恒温施灸，持续时间2小时以上，灸后督脉出现汗出、潮红、花斑或全身汗出。

5.适应证

符合西医变应性鼻炎的诊断标准，且符合中医鼻鼽（虚寒型）的诊断标准，诊断明确，年龄在18～60岁者，均可采用本法治疗。

6.禁忌证

1）合并有心血管、脑血管、肝、肾和造血系统等严重危及生命的原发性疾病及精神病患者；某些感染性疾病，如艾滋病和肝炎等，以及溃疡性皮肤病和血液病患者。

2）妊娠或哺乳期患者。

（二）注意事项

1）督灸时间较长，选择舒适持久的体位，避免长时间俯卧造成的不适。

2）操作者应掌控好透灸时的温度，避免温度过低影响治疗效果，或温度过高造成烫伤。

3）在透灸过程中，嘱患者不要随意变动体位，避免透灸箱跌落。

（三）意外情况及处理方案

1）因施灸过量，时间过长，局部出现小水疱，只要注意不擦破，可任其自然吸收。如水疱较大，可用消毒的三棱针刺破水疱，放出水液，或用无菌的一次性注射针抽出水液，再涂以龙胆紫，并以纱布包敷。若灸疱化脓，在灸疱化脓期间要注意适当休息，加强营养，保持局部清洁，并可用敷料保护灸疱，以防感染，待其自然愈合。如处理不当，灸疱脓液呈黄绿色或有渗血现象者，可用消炎药膏或玉红膏涂敷。

2）晕灸是不多见的一种艾灸不良反应，多为轻症，但也有较严重的应引起注意。晕灸产生的诱因很多，比如体质虚弱，精神过于紧张，饥饿，疲劳，过敏体质，心血管疾病，穴位艾灸刺激过强，体位不当，环境和气候等因素。晕灸的临床表现主要为轻者头晕胸闷，恶心欲呕，肢体发软发凉，摇晃不稳，或伴瞬间意识丧失；重者突然意识丧失，昏仆在地，唇甲青紫，大汗淋漓，面色灰白，双眼上翻，二便失禁。对于轻度晕灸应迅速停止施灸，将患者扶至空气流通处。抬高双腿，头部放低（不用枕头），静卧片刻即可。如患者仍感不适，给予温热开水或热茶饮服。重度晕灸马上停灸后平卧，如情况紧急，可令其直接卧于地板上，必要时，配合施行人工呼吸，注射强心剂及针刺水沟、涌泉等。

3）采用艾灸疗法，有时可以诱使机体出现程度不等的过敏反应。虽然预后一般良好，但有时也可出现较重的证候，应引起足够的重视。导致过敏反应的主要原因是患者本身具有严重过敏体质。临床表现以过敏性皮疹最为常见，局限性（穴位周围区域）的红色小疹，或全身性的风团样丘疹，浑身发热，瘙痒难忍；重者可伴有胸闷，呼吸困难，甚至面色苍白，大汗淋漓，脉象细微。有局部或全身过敏性皮疹者，一般于停止艾灸后几天内自然消退。

4）出现意外情况时，应进行以上相应的处理，并追踪调查，记录结果。将出现的症状及病情程度、发生日期、频率、持续时间、缓解日期、处理措施、处理经过、处理结果及随访情况等记录于病例观察表上，并且在综合考虑合并疾病、合并用药等方法的基础上，评价其与治疗的相关性，由医师详细记录。

附：验案

案　孙某，女，53 岁，2019 年 9 月 15 日初诊。患者自述喷嚏、清涕鼻塞反复发作 3 年，近 1 个月加重。现病史：3 年来喷嚏、流涕反复发作，每到夏秋季节交换时发作，受凉后加重。1 个月前再次出现鼻咽痒、喷嚏频繁、流清涕量多，遇寒时鼻塞，咽中不利，偶有阵咳、气短、轻度恶风，不发热，无咽痛。食欲稍差，食后腹胀，无腹痛，无反酸烧心，腰膝酸软，易困倦，平素怕冷。大便时干时稀。舌淡暗胖边齿痕，苔腻，双脉细滑，寸脉虚浮。过敏原检测：虫螨。西医诊断为过敏性鼻炎；中医辨证为鼻鼽，属风寒闭窍、脾肾两虚证。

治法：辛温通窍，健脾温肾，方用川芎茶调散合补中益气汤加减。川芎 10 克，荆芥 10 克，防风 12 克，灯盏细辛 9 克，白芷 6 克，羌活 10 克，党参 30 克，炒白术 30 克，炙黄芪 30 克，陈皮 10 克，柴胡 6 克，升麻 6 克，补骨脂 15 克，酒萸肉 15 克，炒枳壳 10 克，炙甘草 6 克。水煎服，14 剂，每天1剂，分2次服。配合温阳散寒督脉透灸治疗4次，每周1次。综合治疗后喷嚏、清涕明显抑制，偶有遇风冷时流涕。指导患者坚持有氧运动，季节交换时可提前干预，患者依从性较好，遵医嘱系统防治，第2年夏秋季随访过敏性鼻炎症状明显减轻，仅偶受寒冷时轻度喷嚏、流涕。

（河南中医药大学第一附属医院　姚卫杰）

梅氏开喉亮音针法治疗嗓音病技术

梅氏开喉亮音针法治疗嗓音病技术是以恢复正常嗓音为目的，从经络整体着眼、病变局部切入，选取廉泉、人迎、水突、天突、合谷、曲池以及耳穴，采用针刺、推拿、耳压疗法相结合的手段，疏通咽喉经络、调整气血循环、刺激局部肌肉良性舒缩，以改善咽喉局部经气不利、肌力萎弱、充血水肿的状态，达到恢复患者嗓音及发声状态的目的，同时辅以发声矫治训练，极大降低嗓音病的复发概率。笔者从事嗓音病的临床研究工作30余年，承古拓新，通过对嗓音病病因病机的深入研究，把现代声乐的科学发声理论与传统中医理论相结合，形成独特的诊治思路。梅氏开喉亮音针法治疗嗓音病，疗效确切，操作安全，有丰富的临床基础，是一套完整有效的操作规范。

（一）技术操作方法

1. 器械准备

（1）材料特性、性能：针具要求有较高的强度和韧性的一次性不锈钢针灸针，针体挺直滑利，能耐高热、防锈，不易被化学物品腐蚀。套管方便手持及无菌进针。耳穴压疗法使用一次性王不留行籽耳贴。

（2）型号：直径0.22毫米，长度1寸（25毫米）；直径0.30毫米，长度1寸半（40毫米）两种规格。

2.详细操作步骤

（1）体位：患者取坐位，头稍后仰放松靠于椅子靠背，双手置于身体两侧。

（2）主穴：廉泉、人迎、水突、天突、合谷、曲池；耳穴选咽喉、肺、肾、内分泌、肾上腺。

（3）消毒：每个穴位均先用碘酊棉签由内而外消毒一遍，再用75%酒精脱碘，消毒范围直径不小于5厘米。

（4）操作方法：廉泉使用直径0.22毫米，长25毫米规格针，针尖向咽喉部刺入0.5～1寸；天突使用直径0.22毫米，长25毫米套管针，先直刺0.2寸，当针尖超过胸骨柄内缘后，即向下沿胸骨柄后缘、气管前缘缓慢向下刺入0.5～1寸；人迎、水突使用0.22毫米，长25毫米规格针，避开颈总动脉，直刺0.3～0.8寸；合谷使用0.22毫米，长25毫米套管针、曲池使用0.30毫米，长30毫米套管针，均直刺0.5～1寸，同时将合谷、曲池两穴接通电针仪，使用连续波。当刺入一定深度时，患者局部产生酸、麻、胀、重等感觉或向远处传导，即"得气"。得气后调节针感，留针40分钟，期间行针2次。起针后，给患者进行喉部推拿，患者坐位，医者戴一次性检查手套站于患者身侧，基本推拿顺序为掐按少商，按揉合谷，透按内关及外关，按揉曲池，搓按耳穴，按揉喉部肌肉、点按喉部腧穴，按揉风池及颈部肌肉，点按太阳及风池，拿捏肩井，拍打背部膀胱经。推拿力度以酸、胀感为度，推拿时间为5～10分钟。推拿后，使用一次性王不留行籽耳贴，贴压在耳穴肺、肾、内分泌、咽喉、肾上腺穴，出现刺痛感，以耳郭发红、发胀、发热为度。嘱患者每天按压3次，每次每穴按压2分钟，以耳郭发热为度。

3. 治疗时间及疗程

每天行针刺、推拿治疗2次，间隙4小时，5天为1个疗程。可连续治疗3个疗程。

4. 关键技术环节

1）每天2次针刺治疗应间隔4小时。

2）颈部腧穴进针应缓慢谨慎，注意避开血管。

3）颈部腧穴针感为鱼刺卡喉感，针感不宜过强或过弱。

4）耳压疗法一定要有耳郭发热、发胀感。

5. 适应证

符合嗓音病的诊断标准，患者可配合治疗者，均可使用该技术进行治疗。

6. 禁忌证

1）合并有心血管、脑血管、肝、肾和造血系统等严重危及生命的原发性疾病及精神病患者。

2）某些感染性疾病，如艾滋病和肝炎等。

3）溃疡性皮肤病和血液病患者。

4）5岁以下儿童患者。

5）妊娠期患者。

（二）注意事项

1）针刺前应认真仔细地检查针具，对不符合质量要求的针具及时

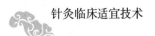

剔除。

2）初次治疗手法要轻，时间宜短，治疗前与患者充分沟通，消除患者对针刺疗法治疗的顾虑，避免由于过度紧张而造成晕针。

3）严格按照腧穴操作规范针刺，避免由于手法过重、进针过深，造成局部疼痛或肿胀，甚或青紫瘀斑、疲乏无力等。

4）针刺喉部穴位时，因临近血管、神经，应注意进针角度，起针时应观察是否有渗血、皮下血肿等情况发生，如有血肿应使用棉球按压局部5分钟，或使用冰袋冰敷。

5）在针刺过程中，嘱患者尽量少说话及减少吞咽动作，不要随意变动体位，避免因肌肉舒缩造成滞针或弯针。

（三）意外情况及处理方案

1.晕针

患者体质虚弱，精神紧张，或疲劳、饥饿，或体位不当，或医者手法过重，导致患者在针刺过程中发生的晕厥现象。表现为患者突然出现精神疲倦，头晕目眩，面色苍白，恶心欲吐，出冷汗，心慌，四肢发冷，脉沉细弱；严重者会出现神志昏迷，四肢厥冷，唇甲青紫，二便失禁，血压下降，脉微欲绝。立即停止针刺，将针全部拔出。扶持患者就地仰卧，头部放低，松解衣带，注意保暖，饮温开水或糖水，轻者即可恢复。重者在上述处理基础上，指掐水沟、素髎、内关、合谷、太冲、足三里、涌泉等急救穴，仍未恢复者，可考虑采用现代急救措施。

2.滞针

患者因紧张而导致局部肌肉剧烈收缩，或行针手法不当，或变动体位导致肌肉纤维缠绕针身，引起针下滞涩、行针困难现象，医者在行针、起针时感到困难，患者感到疼痛。嘱患者不要紧张，使局部肌肉放松，恢复初始体位；医者可在局部循按，或弹击针柄，或在附近再刺1针，使局部肌肉放松后即可起针。因单向捻转而致者，向相反方向将针捻回。

3）针尖弯曲带钩或刺伤血管导致针刺部位出现皮下出血而引起的肿痛。针孔出血者用消毒干棉球压迫止血；出血量少而局部青紫肿胀不明显者，一般不必处理，可自行吸收消退；出血量多，局部青紫面积较大，肿胀疼痛较剧而且影响到活动功能时，可先做冷敷止血，24小时后再做热敷，以促使局部瘀血消散吸收。

4）颈部分布有丰富的神经干，针刺角度不当或手法过重易造成相应的神经干损伤。损伤神经干时多出现触电样针感，其麻电感沿其神经分布区域向远端放散。当神经受到损伤后，多出现麻木、灼痛等症状，甚至沿其分布路线及所支配的组织器官出现麻木、功能障碍或末梢神经炎症状。口服维生素B族类药物等营养神经的西药，以及益气养血、活血通络的中药；按摩、理疗、针灸治疗；严重者可采用维生素B族类营养神经药在损伤的神经干周围封闭，或在相应经穴做穴位注射。

附：验案

案 李某，男性，教师，45岁。就诊日期：2021年2月25日。声嘶、耳鸣半年。2020年3月，患者感冒后出现咳嗽吐痰，遇冷加重，于本地医院按气管炎治疗，咳嗽始终未愈，5月至某医院呼吸科做肺部各种检查无异常，遂至耳鼻喉科行电子鼻咽喉镜检查，报告为咽后壁淋巴滤泡及舌扁桃体增生。双侧声带光滑，活动好，闭合可。诊断为慢性咽炎，口服中成药及西药治疗，咳嗽症状稍好转，但仍未彻底痊愈。8月开学，用嗓过度后出现说话费力，声音低沉、沙哑、偶尔无声，说话稍多时嗓子干疼。喉间黏痰附着，偶可咳出白色痰。10月因声嘶至北京某区就诊，诊断为慢性喉炎、慢喉喑。服中药3月余，声嘶及发声不适未见好转。2021年2月25日前来就诊，现症见：声嘶、声音低哑无力，发声费力，偶有失声，过度用嗓后咽干痛，晚上说话费力感较重。发病以来，时有胃胀、打嗝，夜间偶有咳嗽，耳鸣、鼻涕倒流，情绪较差，服抗焦虑药物。饮食尚可，入睡困难，二便调。既往史：无异常。查体：舌淡苔白腻，脉细缓；喉腔弥漫性充血。纤维喉镜：舌根淋巴组织略增生，会厌大致正常，双侧披裂肥厚，发声时左侧室带超越，双侧梨状窝对称；双侧声带黏膜稍红，运动可、闭合有缝。中医辨证为慢性喉喑，声疲。西医诊断为慢性喉炎、喉肌弱症。

嗓音分析报告（治疗前）					
嗓音嘶哑分级		嗓音客观评估		发声能力	
嘶哑度（G）	3	基频（赫）	152	最低基频（赫）	149
粗糙度（R）	3	声强（分贝）	85	最高基频（赫）	165
气息度（B）	2	振幅微扰（%）	7.8	音域（赫）	16
无力度（A）	3	谐噪比（分贝）	10	最长发声时长（秒）	8.4
紧张度（S）	0				

治法：梅氏开喉亮音针法。针刺取穴，廉泉、天突、人迎（双侧）、水突（双侧）、合谷（双侧）、曲池（双侧）。耳穴取穴，咽喉、肺、肾、内分泌、肾上腺。推拿取穴，掐按少商，按揉合谷，透按内关及外关，按揉曲池，搓按耳穴，按揉喉部肌肉、点按喉部腧穴，按揉风池及颈部肌肉，点按太阳及风池，拿捏肩井，拍打背部膀胱经。梅氏发声矫治法，嘱患者每天坚持进行梅氏发声矫治法练习，掌握用气说话的要领，同时锻炼构音

器官各部分肌肉。以上治疗方法，每天 2 次，10 次治疗为 1 个疗程，连续 4 个疗程。声嘶减轻，音量增大，发声较轻松，无咽痛、咽痒、咳嗽等咽部不适症状。

嗓音分析报告（治疗后）				
嗓音嘶哑分级		嗓音客观评估		发声能力
嘶哑度（G）	2	基频（赫）	125	最低基频（赫）	113
粗糙度（R）	2	声强（分贝）	90	最高基频（赫）	128
气息度（B）	2	振幅微扰（%）	2.3	音域（赫）	16
无力度（A）	1	谐噪比（分贝）	16	最长发声时长（秒）	14
紧张度（S）	0			

本例患者，系感冒后咳嗽持续未愈，导致声带黏膜机械性损伤，后又因工作用嗓过多，肺气损耗，肺气不足，无力鼓动声带振动；喉肌过度疲劳，肌力萎弱，声带弹性减弱；多种诱因导致声门闭合不全，发为声嘶、发声疲劳，甚至失声。

梅氏开喉亮音针法治疗，采用针刺为主，辅以耳压疗法、喉部推拿、发声矫治训练，可起到疏通经络，活血化瘀，增加喉部肌肉力量，恢复声带弹性及发声功能的作用。

（1）针刺治疗：起到疏通经络，使喉部经气舒畅、气血充盛，刺激喉肌良性舒缩的作用，选穴以局部腧穴和阳明经腧穴为主。廉泉，为任脉、阴维脉之会，可调节阴经之气，该穴深部正当舌体根部，血管神经束分布十分丰富，针刺能够改善针下部位的局部循环，增强神经肌肉兴奋性。人迎附近分布有丰富的淋巴组织，刺之可加速喉部淋巴液循环而消除声带充血水肿；水突附近分布有丰富的机械感受器，刺激这些感受器有增强声带紧张度和促进声带闭合而达到开音的作用。天突位于胸骨上窝，针刺此穴可启一身阴液上济咽喉，穴位临近气管及肺部，针刺得当，可反射性地引起各级支气管扩张，肺泡换气量增加，同时还可通过分布到颈部的神经进行调节，协调咽喉肌和膈肌的收缩与舒张，达到益气清音的目的。合谷、曲池均为手阳明大肠经腧穴，位于上肢部，分别是大肠经的原穴与合穴，选此二穴取其多气多血之义，刺之可起疏风散邪、宣肺利咽、清泻阳明、行气活血之功，与颈部腧穴相配可促进咽喉部血液循环和新陈代谢，改善声带部位的供血状况，经络得通，气血得畅，即可消肿散结、促使声门闭合，修复发声功能。

（2）耳压疗法：耳穴是耳郭皮肤表面与人体脏腑、经络、组织器官、四肢百骸相互沟通的部位，也是脉气输注的所在。梅氏开喉亮音针法从耳穴与各脏腑经络的联系入手，选择肾、肺、内分泌、肾上腺、咽喉这5个穴位治疗嗓音病。肺为气之主，肾为气之根，肺肾气足则声音洪亮。咽喉穴为治疗声音嘶哑的特效穴。内分泌穴及肾上腺穴均从整体上调节机体状态。

（3）推拿治疗：主要针对咽喉局部推拿，辅以整体经络调理。不仅能缓解针刺后的疼痛，还能进一步引导经气循行，增强治疗效果。颈部推拿可疏通喉部气血经气，促进局部血液循环，消肿散瘀，还能调节喉部肌力，松解喉部紧张的肌肉关节，使喉部的关节韧带恢复弹性，从而对声带起到良性的调整作用。针刺与推拿相辅相成，调节喉部肌力，疏通经络、通达气机而利咽喉，共奏开音之效。

（4）梅氏发声矫治法：是梅氏开喉亮音针法独特的组成部分，坚持训练可帮助患者掌握正确使用气息的方法，用"丹田之气"作为发声的物质基础，为发声提供动力保障，体现了"气为声之本"的物理基础。再结合对呼吸肌及发声肌的锻炼，能够保证肺部气流的合理分配，还能协助放松舌根与喉肌的紧张状态。患者每天发声练习，可促进疾病恢复并防止复发。治疗后患者嗓音嘶哑程度明显减轻，发声力量感增强，气息量延长。

（河南中医药大学第一附属医院　梅祥胜）

附录 1 十四经穴名称与定位

1. 手太阴肺经穴

（1）中府：在前胸部，横平第 1 肋间隙，锁骨下窝外侧，前正中线旁开 6 寸。

（2）云门：在前胸部，锁骨下窝凹陷中，肩胛骨喙突内缘，前正中线旁开 6 寸。

（3）天府：在臂前外侧，腋前纹头下 3 寸，肱二头肌桡侧缘处。

（4）侠白：在臂前外侧，腋前纹头下 4 寸，肱二头肌桡侧缘处。

（5）尺泽：在肘前侧，肘横纹上，肱二头肌腱桡侧缘凹陷中。

（6）孔最：在前臂前外侧，腕掌侧远端横纹上 7 寸，尺泽与太渊连线上。

（7）列缺：在前臂外侧，腕掌侧远端横纹上 1.5 寸，拇短伸肌腱与拇长展肌腱之间，拇长展肌腱沟的凹陷中。

（8）经渠：在前臂前外侧，腕掌侧远端横纹上 1 寸，桡骨茎突与桡动脉之间。

（9）太渊：在腕前外侧，桡骨茎突与腕舟状骨之间，拇长展肌腱尺侧凹陷中。

（10）鱼际：在手掌，第 1 掌骨桡侧中点赤白肉际处。

（11）少商：在手指，拇指末节桡侧，指甲根角侧上方0.1寸。

2.手阳明大肠经穴

（1）商阳：在手指，食指末节桡侧，指甲根角侧上方0.1寸。

（2）二间：在手指，第2掌指关节桡侧远端赤白肉际处。

（3）三间：在手背，第2掌指关节桡侧近端凹陷中。

（4）合谷：在手背，第1掌骨和第2掌骨之间，约平第2掌骨桡侧的中点。

（5）阳溪：在腕后外侧，腕背侧远端横纹桡侧，桡骨茎突远端，解剖学"鼻烟窝"凹陷中。

（6）偏历：在前臂后外侧，腕背侧远端横纹上3寸，阳溪与曲池连线上。

（7）温溜：在前臂后外侧，腕背侧远端横纹上5寸，阳溪与曲池连线上。

（8）下廉：在前臂后外侧，肘横纹下4寸，阳溪与曲池连线上。

（9）上廉：在前臂后外侧，肘横纹下3寸，阳溪与曲池连线上。

（10）手三里：在前臂后外侧，肘横纹下2寸，阳溪与曲池连线上。

（11）曲池：在肘外侧，尺泽与肱骨外上髁连线的中点处。

（12）肘髎：在肘后外侧，肱骨外上髁上缘，髁上嵴的前缘。

（13）手五里：在臂外侧，肘横纹上3寸，曲池与肩髃连线上。

（14）臂臑：在臂外侧，在曲池与肩髃连线上，三角肌前缘处。

（15）肩髃：在肩带部，肩峰外侧缘前端与肱骨大结节两骨间凹陷中。

（16）巨骨：在肩带部，锁骨肩峰端与肩胛冈之间凹陷中。

（17）天鼎：在颈前部，横平环状软骨，胸锁乳突肌后缘。

（18）扶突：在颈前部，横平甲状软骨上缘（约相当于喉结处），胸锁乳突肌前、后缘中间。

（19）口禾髎：在面部，横平人中沟上 1/3 与下 2/3 交点，鼻孔外缘直下。

（20）迎香：在面部，鼻翼外缘中点旁，鼻唇沟中。

3. 足阳明胃经穴

（1）承泣：在面部，眼球与眶下缘之间，瞳孔直下。

（2）四白：在面部，眶下孔处。

（3）巨髎：在面部，横平鼻翼下缘，瞳孔直下。

（4）地仓：在面部，口角旁开 0.4 寸。

（5）大迎：在面部，下颌角前方，咬肌附着部的前缘凹陷中，面动脉搏动处。

（6）颊车：在面部，下颌角前上方一横指。

（7）下关：在面部，颧弓下缘中央与下颌切迹之间凹陷中。

（8）头维：在头部，额角发际直上 0.5 寸，头正中线旁开 4.5 寸。

（9）人迎：在颈前部，横平甲状软骨上缘（约相当于喉结处），胸锁乳突肌前缘，颈总动脉搏动处。

（10）水突：在颈前部，横平环状软骨，胸锁乳突肌前缘。

（11）气舍：在颈前部，锁骨上小窝，锁骨胸骨端上缘，胸锁乳突肌胸骨头与锁骨头中间的凹陷中。

（12）缺盆：在颈前部，锁骨上大窝，锁骨上缘凹陷中，前正中线旁开 4 寸。

（13）气户：在前胸部，锁骨下缘，前正中线旁开 4 寸。

（14）库房：在前胸部，第1肋间隙，前正中线旁开4寸。

（15）屋翳：在前胸部，第2肋间隙，前正中线旁开4寸。

（16）膺窗：在前胸部，第3肋间隙，前正中线旁开4寸。

（17）乳中：在前胸部，乳头中央。

（18）乳根：在前胸部，第5肋间隙，前正中线旁开4寸。

（19）不容：在上腹部，脐中上6寸，前正中线旁开2寸。

（20）承满：在上腹部，脐中上5寸，前正中线旁开2寸。

（21）梁门：在上腹部，脐中上4寸，前正中线旁开2寸。

（22）关门：在上腹部，脐中上3寸，前正中线旁开2寸。

（23）太乙：在上腹部，脐中上2寸，前正中线旁开2寸。

（24）滑肉门：在上腹部，脐中上1寸，前正中线旁开2寸。

（25）天枢：在上腹部，横平脐中，前正中线旁开2寸。

（26）外陵：在下腹部，脐中下1寸，前正中线旁开2寸。

（27）大巨：在下腹部，脐中下2寸，前正中线旁开2寸。

（28）水道：在下腹部，脐中下3寸，前正中线旁开2寸。

（29）归来：在下腹部，脐中下4寸，前正中线旁开2寸。

（30）气冲：在腹股沟，耻骨联合上缘，前正中线旁开2寸，动脉搏动处。

（31）髀关：在股前侧，股直肌近端、缝匠肌与阔筋膜张肌3条肌肉之间凹陷中。

（32）伏兔：在股前外侧，髌底上6寸，髂前上棘与髌底外侧端的连线上。

（33）阴市：在股前外侧，髌底上3寸，股直肌肌腱外侧缘。

（34）梁丘：在股前外侧，髌底上2寸，股外侧肌与股直肌肌腱之间。

（35）犊鼻：在膝前侧，髌韧带外侧凹陷中。

（36）足三里：在小腿外侧，犊鼻下3寸，犊鼻与解溪连线上。

（37）上巨虚：在小腿外侧，犊鼻下6寸，犊鼻与解溪连线上。

（38）条口：在小腿外侧，犊鼻下8寸，犊鼻与解溪连线上。

（39）下巨虚：在小腿外侧，犊鼻下9寸，犊鼻与解溪连线上。

（40）丰隆：在小腿外侧，外踝尖上8寸，胫骨前肌的外缘。

（41）解溪：在踝前侧，踝关节前面中央凹陷中，长伸肌腱与趾长伸肌腱之间。

（42）冲阳：在足背，第2跖骨基底部与中间楔状骨关节处，可触及足背动脉。

（43）陷谷：在足背，第2、第3跖骨间，第2跖趾关节近端凹陷中。

（44）内庭：在足背，第2、第3趾间，趾蹼缘后方赤白肉际处。

（45）厉兑：在足趾，第2趾末节外侧，趾甲根角侧后方0.1寸。

4. 足太阴脾经穴

（1）隐白：在足趾，大趾末节内侧，趾甲根角侧后方0.1寸。

（2）大都：在足趾，第1跖趾关节远端赤白肉际凹陷中。

（3）太白：在足内侧，第1跖趾关节近端赤白肉际凹陷中。

（4）公孙：在足内侧，第1跖骨底的前下缘赤白肉际处。

（5）商丘：在足内侧，内踝前下方，舟骨粗隆与内踝尖连线中点凹陷中。

（6）三阴交：在小腿内侧，内踝尖上3寸，胫骨内侧缘后际。

（7）漏谷：在小腿内侧，内踝尖上6寸，胫骨内侧缘后际。

（8）地机：在小腿内侧，阴陵泉下3寸，胫骨内侧缘后际。

（9）阴陵泉：在小腿内侧，由胫骨内侧髁下缘与胫骨内侧缘形成的凹陷中。

（10）血海：在股前内侧，髌底内侧端上2寸，股内侧肌隆起处。

（11）箕门：在股内侧，髌底内侧端与冲门的连线上1/3与下2/3交点，长收肌和缝匠肌交角的动脉搏动处。

（12）冲门：在腹股沟，腹股沟斜纹中，髂外动脉搏动处的外侧。

（13）府舍：在下腹部，脐中下4.3寸，前正中线旁开4寸。

（14）腹结：在下腹部，脐中下1.3寸，前正中线旁开4寸。

（15）大横：在上腹部，脐中旁开4寸。

（16）腹哀：在上腹部，脐中上3寸，前正中线旁开4寸。

（17）食窦：在前胸部，第5肋间隙，前正中线旁开6寸。

（18）天溪：在前胸部，第4肋间隙，前正中线旁开6寸。

（19）胸乡：在前胸部，第3肋间隙，前正中线旁开6寸。

（20）周荣：在前胸部，第2肋间隙，前正中线旁开6寸。

（21）大包：在侧胸部，第6肋间隙，腋中线上。

5. 手少阴心经穴

（1）极泉：在腋窝中央，腋动脉搏动处。

（2）青灵：在臂内侧，肘横纹上3寸，肱二头肌的内侧沟中。

（3）少海：在肘前内侧，横平肘横纹，肱骨内上髁前缘。

（4）灵道：在前臂前内侧，腕掌侧远端横纹上1.5寸，尺侧腕屈肌腱的

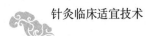

桡侧缘。

（5）通里：在前臂前内侧，腕掌侧远端横纹上 1 寸，尺侧腕屈肌腱的桡侧缘。

（6）阴郄：在前臂前内侧，腕掌侧远端横纹上 0.5 寸，尺侧腕屈肌腱的桡侧缘。

（7）神门：在腕前内侧，腕掌侧远端横纹尺侧端，尺侧腕屈肌腱的桡侧缘。

（8）少府：在手掌，横平第 5 掌指关节近端，第 4、第 5 掌骨之间。

（9）少冲：在手指，小指末节桡侧，指甲根角侧上方 0.1 寸。

6. 手太阳小肠经穴

（1）少泽：在手指，小指末节尺侧，指甲根角侧上方 0.1 寸。

（2）前谷：在手指，第 5 掌指关节尺侧远端赤白肉际凹陷中。

（3）后溪：在手背，第 5 掌指关节尺侧近端赤白肉际凹陷中。

（4）腕骨：在腕后内侧，第 5 掌骨底与三角骨之间的赤白肉际凹陷中。

（5）阳谷：在腕后内侧，尺骨茎突与三角骨之间的凹陷中。

（6）养老：在前臂后侧，腕背横纹上 1 寸，尺骨头桡侧凹陷中。

（7）支正：在前臂外侧，腕背侧远端横纹上 5 寸，尺骨尺侧与尺侧腕屈肌之间。

（8）小海：在肘后内侧，尺骨鹰嘴（即肘尖）与肱骨内上髁之间凹陷中。

（9）肩贞：在肩带部，肩关节后下方，腋后纹头直上 1 寸。

（10）臑俞：在肩带部，腋后纹头直上，肩胛冈下缘凹陷中。

（11）天宗：在肩带部，肩胛冈中点与肩胛骨下角连线上 1/3 与下 2/3 交点凹陷中。

（12）秉风：在肩带部，肩胛冈中点上方冈上窝中。

（13）曲垣：在肩带部，肩胛冈内侧端上缘凹陷中。

（14）肩外俞：在背部，第 1 胸椎棘突下，后正中线旁开 3 寸。

（15）肩中俞：在背部，第 7 颈椎棘突下，后正中线旁开 2 寸。

（16）天窗：在颈前部，横平甲状软骨上缘（约相当于喉结处），胸锁乳突肌的后缘。

（17）天容：在颈前部，下颌角后方，胸锁乳突肌的前缘凹陷中。

（18）颧髎：在面部，颧骨下缘，目外眦直下凹陷中。

（19）听宫：在面部，耳屏正中与下颌骨髁突之间的凹陷中。

7. 足太阳膀胱经穴

（1）睛明：在面部，目内眦内上方眶内侧壁凹陷中。

（2）攒竹：在面部，眉头凹陷中，额切迹处。

（3）眉冲：在头部，额切迹直上入发际 0.5 寸。

（4）曲差：在头部，前发际正中直上 0.5 寸，旁开 1.5 寸。

（5）五处：在头部，前发际正中直上 1 寸，旁开 1.5 寸。

（6）承光：在头部，前发际正中直上 2.5 寸，旁开 1.5 寸。

（7）通天：在头部，前发际正中直上 4 寸，旁开 1.5 寸。

（8）络却：在头部，前发际正中直上 5.5 寸，旁开 1.5 寸。

（9）玉枕：在头部，横平枕外隆凸上缘，后发际正中旁开 1.3 寸。

（10）天柱：在颈后部，横平第 2 颈椎棘突上际，斜方肌外缘凹陷中。

（11）大杼：在背部，第1胸椎棘突下，后正中线旁开1.5寸。

（12）风门：在背部，第2胸椎棘突下，后正中线旁开1.5寸。

（13）肺俞：在背部，第3胸椎棘突下，后正中线旁开1.5寸。

（14）厥阴俞：在背部，在第4胸椎棘突下，后正中线旁开1.5寸。

（15）心俞：在背部，第5胸椎棘突下，后正中线旁开1.5寸。

（16）督俞：在背部，第6胸椎棘突下，后正中线旁开1.5寸。

（17）膈俞：在背部，在第7胸椎棘突下，后正中线旁开1.5寸。

（18）肝俞：在背部，在第9胸椎棘突下，后正中线旁开1.5寸。

（19）胆俞：在背部，在第10胸椎棘突下，后正中线旁开1.5寸。

（20）脾俞：在背部，在第11胸椎棘突下，后正中线旁开1.5寸。

（21）胃俞：在背部，在第12胸椎棘突下，后正中线旁开1.5寸。

（22）三焦俞：在腰部，第1腰椎棘突下，后正中线旁开1.5寸。

（23）肾俞：在腰部，第2腰椎棘突下，后正中线旁开1.5寸。

（24）气海俞：在腰部，第3腰椎棘突下，后正中线旁开1.5寸。

（25）大肠俞：在腰部，第4腰椎棘突下，后正中线旁开1.5寸。

（26）关元俞：在腰部，第5腰椎棘突下，后正中线旁开1.5寸。

（27）小肠俞：在骶部，横平第1骶后孔，骶正中嵴旁开1.5寸。

（28）膀胱俞：在骶部，横平第2骶后孔，骶正中嵴旁开1.5寸。

（29）中膂俞：在骶部，横平第3骶后孔，骶正中嵴旁开1.5寸。

（30）白环俞：在骶部，横平第4骶后孔，骶正中嵴旁开1.5寸。

（31）上髎：在骶部，正对第1骶后孔中。

（32）次髎：在骶部，正对第2骶后孔中。

（33）中髎：在骶部，正对第3骶后孔中。

（34）下髎：在骶部，正对第4骶后孔中。

（35）会阳：在臀部，尾骨端旁开0.5寸。

（36）承扶：在臀部，臀沟的中点。

（37）殷门：在股后侧，臀沟下6寸，股二头肌与半腱肌之间。

（38）浮郄：在膝后侧，腘横纹上1寸，股二头肌腱的内侧缘。

（39）委阳：在膝后外侧，腘横纹上，股二头肌腱的内侧缘。

（40）委中：在膝后侧，腘横纹中点。

（41）附分：在背部，第2胸椎棘突下，后正中线旁开3寸。

（42）魄户：在背部，第3胸椎棘突下，后正中线旁开3寸。

（43）膏肓：在背部，第4胸椎棘突下，后正中线旁开3寸。

（44）神堂：在背部，第5胸椎棘突下，后正中线旁开3寸。

（45）譩譆：在背部，第6胸椎棘突下，后正中线旁开3寸。

（46）膈关：在背部，第7胸椎棘突下，后正中线旁开3寸。

（47）魂门：在背部，第9胸椎棘突下，后正中线旁开3寸。

（48）阳纲：在背部，第10胸椎棘突下，后正中线旁开3寸。

（49）意舍：在背部，第11胸椎棘突下，后正中线旁开3寸。

（50）胃仓：在背部，第12胸椎棘突下，后正中线旁开3寸。

（51）肓门：在腰部，第1腰椎棘突下，后正中线旁开3寸。

（52）志室：在腰部，第2腰椎棘突下，后正中线旁开3寸。

（53）胞肓：在臀部，横平第2骶后孔，骶正中嵴旁开3寸。

（54）秩边：在臀部，横平第4骶后孔，骶正中嵴旁开3寸。

（55）合阳：在小腿后侧，腘横纹下2寸，腓肠肌内、外侧头之间。

（56）承筋：在小腿后侧，腘横纹下5寸，腓肠肌两肌腹之间。

（57）承山：在小腿后侧，腓肠肌两肌腹与跟腱交角处。

（58）飞扬：在小腿后外侧，腓肠肌外下缘与跟腱移行处，约当昆仑直上7寸。

（59）跗阳：在小腿后外侧，昆仑直上3寸，腓骨与跟腱之间。

（60）昆仑：在踝后外侧，外踝尖与跟腱之间的凹陷中。

（61）仆参：在足外侧，昆仑直下，跟骨外侧，赤白肉际处。

（62）申脉：在足外侧，外踝尖直下，外踝下缘与跟骨之间凹陷中。

（63）金门：在足背，外踝前缘直下，第5跖骨粗隆后方，骰骨下缘凹陷中。

（64）京骨：在足外侧，第5跖骨粗隆前下方，赤白肉际处。

（65）束骨：在足外侧，第5跖趾关节的近端，赤白肉际处。

（66）足通谷：在足趾，第5跖趾关节的远端，赤白肉际处。

（67）至阴：在足趾，小趾末节外侧，趾甲根角侧后方0.1寸。

8. 足少阴肾经穴

（1）涌泉：在足底，屈足蜷趾时足心最凹陷中。

（2）然谷：在足内侧，足舟骨粗隆下方，赤白肉际处。

（3）太溪：在踝后内侧，内踝尖与跟腱之间的凹陷中。

（4）大钟：在足内侧，内踝后下方，跟骨上缘，跟腱附着部内侧前缘凹陷中。

（5）水泉：在足内侧，太溪直下1寸，跟骨结节内侧凹陷中。

（6）照海：在足内侧，内踝尖下1寸，内踝下缘边际凹陷中。

（7）复溜：在小腿后内侧，内踝尖上2寸，跟腱的前缘。

（8）交信：在小腿内侧，内踝尖上2寸，胫骨内侧缘后际凹陷中。

（9）筑宾：在小腿后内侧，太溪直上5寸，比目鱼肌与跟腱之间。

（10）阴谷：在膝后内侧，腘横纹上，半腱肌肌腱外侧缘。

（11）横骨：在下腹部，脐中下5寸，前中线旁开0.5寸。

（12）大赫：在下腹部，脐中下4寸，前中线旁开0.5寸。

（13）气穴：在下腹部，脐中下3寸，前中线旁开0.5寸。

（14）四满：在下腹部，脐中下2寸，前中线旁开0.5寸。

（15）中注：在下腹部，脐中下1寸，前中线旁开0.5寸。

（16）肓俞：在上腹部，脐中旁开0.5寸。

（17）商曲：在上腹部，脐中上2寸，前正中线旁开0.5寸。

（18）石关：在上腹部，脐中上3寸，前正中线旁开0.5寸。

（19）阴都：在上腹部，脐中上4寸，前正中线旁开0.5寸。

（20）腹通谷：在上腹部，脐中上5寸，前正中线旁开0.5寸。

（21）幽门：在上腹部，脐中上6寸，前正中线旁开0.5寸。

（22）步廊：在前胸部，第5肋间隙，前正中线旁开2寸。

（23）神封：在前胸部，第4肋间隙，前正中线旁开2寸。

（24）灵墟：在前胸部，第3肋间隙，前正中线旁开2寸。

（25）神藏：在前胸部，第2肋间隙，前正中线旁开2寸。

（26）彧中：在前胸部，第1肋间隙，前正中线旁开2寸。

（27）俞府：在前胸部，锁骨下缘，前正中线旁开2寸。

9. 手厥阴心包经穴

（1）天池：在前胸部，第4肋间隙，前正中线旁开5寸。

（2）天泉：在臂前侧，腋前纹头下2寸，肱二头肌的长、短头之间。

（3）曲泽：在肘前侧，肘横纹上，肱二头肌腱的尺侧缘凹陷中。

（4）郄门：在前臂前侧，腕掌侧远端横纹上5寸，掌长肌腱与桡侧腕屈肌腱之间。

（5）间使：在前臂前侧，腕掌侧远端横纹上3寸，掌长肌腱与桡侧腕屈肌腱之间。

（6）内关：在前臂前侧，腕掌侧远端横纹上2寸，掌长肌腱与桡侧腕屈肌腱之间。

（7）大陵：在腕前侧，腕掌侧远端横纹中，掌长肌腱与桡侧腕屈肌腱之间。

（8）劳宫：在手掌，横平第3掌指关节近端，第2、第3掌骨之间偏于第3掌骨。

（9）中冲：在手指，中指末端最高点。

10. 手少阳三焦经穴

（1）关冲：在手指，第4指末节尺侧，指甲根角侧上方0.1寸。

（2）液门：在手背，第4、第5指间，指蹼缘上方赤白肉际凹陷中。

（3）中渚：在手背，第4、第5掌骨间，第4掌指关节近端凹陷中。

（4）阳池：在腕后侧，腕背侧远端横纹上，指伸肌腱的尺侧缘凹陷中。

（5）外关：在前臂后侧，腕背侧远端横纹上2寸，尺骨与桡骨间隙中点。

（6）支沟：在前臂后侧，腕背侧远端横纹上 3 寸，尺骨与桡骨间隙中点。

（7）会宗：在前臂后侧，腕背侧远端横纹上 3 寸，尺骨的桡侧缘。

（8）三阳络：在前臂后侧，腕背侧远端横纹上 4 寸，尺骨与桡骨间隙中点。

（9）四渎：在前臂后侧，尺骨鹰嘴尖下 5 寸，尺骨与桡骨间隙中点。

（10）天井：在肘后侧，尺骨鹰嘴尖上 1 寸凹陷中。

（11）清泠渊：在臂后侧，尺骨鹰嘴尖与肩峰角连线上，尺骨鹰嘴尖上 2 寸。

（12）消泺：在臂后侧，尺骨鹰嘴尖与肩峰角连线上，鹰嘴尖上 5 寸。

（13）臑会：在臂后侧，在尺骨鹰嘴尖与肩峰角连线上，与三角肌后缘相交处。

（14）肩髎：在肩带部，肩峰角与肱骨大结节两骨间凹陷中。

（15）天髎：在肩带部，肩胛骨上角骨际凹陷中。

（16）天牖：在颈前部，横平下颌角，胸锁乳突肌的后缘凹陷中。

（17）翳风：在颈部，耳垂后方，乳突下端前方凹陷中。

（18）瘈脉：在头部，乳突中央，角孙与翳风沿耳轮弧形连线的上 2/3 与下 1/3 的交点处。

（19）颅息：在头部，角孙与翳风沿耳轮弧形连线的上 1/3 与下 2/3 的交点处。

（20）角孙：在头部，耳尖正对发际处。

（21）耳门：在面部，耳屏上切迹与下颌骨髁突之间的凹陷中。

（22）耳和髎：在头部，鬓发后缘，耳郭根的前方，颞浅动脉的后缘。

（23）丝竹空：在头部，眉梢凹陷中。

11. 足少阳胆经穴

（1）瞳子髎：在头部，目外眦外侧 0.5 寸凹陷中。

（2）听会：在面部，耳屏间切迹与下颌骨髁突之间的凹陷中。

（3）上关：在头部，颧弓上缘中央凹陷中。

（4）颔厌：在头部，从头维至曲鬓的弧形连线（其弧度与鬓发弧度相应）的上 1/4 与下 3/4 的交点处。

（5）悬颅：在头部，从头维至曲鬓的弧形连线（其弧度与鬓发弧度相应）的中点处。

（6）悬厘：在头部，从头维至曲鬓的弧形连线（其弧度与鬓发弧度相应）的上 3/4 与下 1/4 的交点处。

（7）曲鬓：在头部，鬓角发际后缘与耳尖水平线的交点处。

（8）率谷：在头部，耳尖直上入发际 1.5 寸。

（9）天冲：在头部，耳根后缘直上，入发际 2 寸。

（10）浮白：在头部，耳后乳突的后上方，从天冲至完骨的弧形连线（其弧度与耳郭弧度相应）的上 1/3 与下 2/3 交点处。

（11）头窍阴：在头部，耳后乳突的后上方，从天冲到完骨的弧形连线（其弧度与耳郭弧度相应）的上 2/3 与下 1/3 交点处。

（12）完骨：在颈部，耳后乳突的后下方凹陷中。

（13）本神：在头部，前发际上 0.5 寸，头正中线旁开 3 寸。

（14）阳白：在头部，眉上 1 寸，瞳孔直上。

（15）头临泣：在头部，前发际上 0.5 寸，瞳孔直上。

（16）目窗：在头部，前发际上 1.5 寸，瞳孔直上。

（17）正营：在头部，前发际上 2.5 寸，瞳孔直上。

（18）承灵：在头部，前发际上 4 寸，瞳孔直上。

（19）脑空：在头部，横平枕外隆凸的上缘，风池直上。

（20）风池：在项部，枕骨之下，胸锁乳突肌上端与斜方肌上端之间的凹陷中。

（21）肩井：在颈后部，第 7 颈椎棘突与肩峰最外侧点连线的中点。

（22）渊腋：在侧胸部，第 4 肋间隙中，在腋中线上。

（23）辄筋：在侧胸部，第 4 肋间隙中，腋中线前 1 寸。

（24）日月：在前胸部，第 7 肋间隙中，前正中线旁开 4 寸。

（25）京门：在侧腹部，第 12 肋骨游离端的下际。

（26）带脉：在侧腹部，第 11 肋骨游离端垂线与脐水平线的交点上。

（27）五枢：在下腹部，横平脐下 3 寸，髂前上棘内侧。

（28）维道：在下腹部，髂前上棘内下 0.5 寸。

（29）居髎：在臀部，髂前上棘与股骨大转子最凸点连线的中点处。

（30）环跳：在臀部，股骨大转子最凸点与骶管裂孔连线的外 1/3 与内 2/3 交点处。

（31）风市：在股外侧，腘横纹上 9 寸，髂胫束后缘。

（32）中渎：在股外侧，腘横纹上 7 寸，髂胫束后缘。

（33）膝阳关：在膝外侧，股骨外上髁后上缘，股二头肌腱与髂胫束之间的凹陷中。

（34）阳陵泉：在小腿外侧，腓骨头前下方凹陷中。

（35）阳交：在小腿外侧，外踝尖上 7 寸，腓骨后缘。

（36）外丘：在小腿外侧，外踝尖上 7 寸，腓骨前缘。

（37）光明：在小腿外侧，外踝尖上 5 寸，腓骨前缘。

（38）阳辅：在小腿外侧，外踝尖上 4 寸，腓骨前缘。

（39）悬钟：在小腿外侧，外踝尖上 3 寸，腓骨前缘。

（40）丘墟：在踝前外侧，外踝的前下方，趾长伸肌腱的外侧凹陷中。

（41）足临泣：在足背，第 4、第 5 跖骨底结合部的前方，第 5 趾长伸肌腱外侧凹陷中。

（42）地五会：在足背，第 4、第 5 跖骨间，第 4 跖趾关节近端凹陷中。

（43）侠溪：在足背，第 4、第 5 趾间，趾蹼缘后方赤白肉际处。

（44）足窍阴：在足趾，第 4 趾末节外侧，趾甲根角侧后方 0.1 寸。

12. 足厥阴肝经穴

（1）大敦：在足趾，大趾末节外侧，趾甲根角侧后方 0.1 寸。

（2）行间：在足背，第 1、第 2 趾间，趾蹼缘后方赤白肉际处。

（3）太冲：在足背，第 1、第 2 跖骨间，跖骨底结合部前方凹陷中，或触及动脉搏动。

（4）中封：在踝前内侧，足内踝前，胫骨前肌肌腱的内侧缘凹陷中。

（5）蠡沟：在小腿前内侧，内踝尖上 5 寸，胫骨内侧面的中央。

（6）中都：在小腿前内侧，内踝尖上 7 寸，胫骨内侧面的中央。

（7）膝关：在小腿内侧，胫骨内侧髁的下方，阴陵泉后 1 寸。

（8）曲泉：在膝内侧，腘横纹内侧端，半腱肌肌腱内缘凹陷中。

（9）阴包：在股内侧，髌底上4寸，股薄肌与缝匠肌之间。

（10）足五里：在股内侧，气冲直下3寸，动脉搏动处。

（11）阴廉：在股内侧，气冲直下2寸。

（12）急脉：在腹股沟，横平耻骨联合上缘，前正中线旁开2.5寸。

（13）章门：在侧腹部，在第11肋游离端的下际。

（14）期门：在前胸部，第6肋间隙，前正中线旁开4寸。

13. 督脉穴

（1）长强：在会阴部，尾骨下方，尾骨端与肛门连线的中点处。

（2）腰俞：在骶部，正对骶管裂孔，后正中线上。

（3）腰阳关：在腰部，第4腰椎棘突下凹陷中，后正中线上。

（4）命门：在腰部，第2腰椎棘突下凹陷中，后正中线上。

（5）悬枢：在腰部，第1腰椎棘突下凹陷中，后正中线上。

（6）脊中：在背部，第11胸椎棘突下凹陷中，后正中线上。

（7）中枢：在背部，第10胸椎棘突下凹陷中，后正中线上。

（8）筋缩：在背部，第9胸椎棘突下凹陷中，后正中线上。

（9）至阳：在背部，第7胸椎棘突下凹陷中，后正中线上。

（10）灵台：在背部，第6胸椎棘突下凹陷中，后正中线上。

（11）神道：在背部，第5胸椎棘突下凹陷中，后正中线上。

（12）身柱：在背部，第3胸椎棘突下凹陷中，后正中线上。

（13）陶道：在背部，第1胸椎棘突下凹陷中，后正中线上。

（14）大椎：在颈后部，第7颈椎棘突下凹陷中，后正中线上。

（15）哑门：在颈后部，第2颈椎棘突上际凹陷中，后正中线上。

（16）风府：在颈后部，枕外隆凸直下，两侧斜方肌之间凹陷中。

（17）脑户：在头部，枕外隆凸的上缘凹陷中。

（18）强间：在头部，后发际正中直上 4 寸。

（19）后顶：在头部，后发际正中直上 5.5 寸。

（20）百会：在头部，前发际正中直上 5 寸。

（21）前顶：在头部，前发际正中直上 3.5 寸。

（22）囟会：在头部，前发际正中直上 2 寸。

（23）上星：在头部，前发际正中直上 1 寸。

（24）神庭：在头部，前发际正中直上 0.5 寸。

（25）印堂：在头部，两眉毛内侧端中间的凹陷中。

（26）素髎：在面部，鼻尖的正中央。

（27）水沟：在面部，人中沟的上 1/3 与中 1/3 交点处。

（28）兑端：在面部，上唇结节的中点。

（29）龈交：在上唇内，上唇系带与上牙龈的交点。

14．任脉穴

（1）会阴：在会阴部，男性在阴囊根部与肛门连线的中点，女性在大阴唇后联合与肛门连线的中点。

（2）曲骨：在下腹部，耻骨联合上缘，前正中线上。

（3）中极：在下腹部，脐中下 4 寸，前正中线上。

（4）关元：在下腹部，脐中下 3 寸，前正中线上。

（5）石门：在下腹部，脐中下 2 寸，前正中线上。

（6）气海：在下腹部，脐中下 1.5 寸，前正中线上。

（7）阴交：在下腹部，脐中下 1 寸，前正中线上。

（8）神阙：在上腹部，脐中央。

（9）水分：在上腹部，脐中上 1 寸，前正中线上。

（10）下脘：在上腹部，脐中上 2 寸，前正中线上。

（11）建里：在上腹部，脐中上 3 寸，前正中线上。

（12）中脘：在上腹部，脐中上 4 寸，前正中线上。

（13）上脘：在上腹部，脐中上 5 寸，前正中线上。

（14）巨阙：在上腹部，脐中上 6 寸，前正中线上。

（15）鸠尾：在上腹部，剑突尖下 1 寸，前正中线上。

（16）中庭：在前胸部，剑突尖所在处，前正中线上。

（17）膻中：在前胸部，横平第 4 肋间隙，前正中线上。

（18）玉堂：在前胸部，横平第 3 肋间隙，前正中线上。

（19）紫宫：在前胸部，横平第 2 肋间隙，前正中线上。

（20）华盖：在前胸部，横平第 1 肋间隙，前正中线上。

（21）璇玑：在前胸部，胸骨上窝下 1 寸，前正中线上。

（22）天突：在颈前部，胸骨上窝中央，前正中线上。

（23）廉泉：在颈前部，甲状软骨上缘（约相当于喉结处）上方，舌骨上缘凹陷中，前正中线上。

（24）承浆：在面部，颏唇沟的正中凹陷处。

附录2 古今常用定穴解剖部位及方位术语对应词表

古代	现代
本节	手部"本节"指掌指关节；足部"本节"指跖趾关节
完骨	颞骨乳突
巨骨	锁骨
大椎	第7颈椎
骨曷骭（鸠尾）	剑突
季肋	11肋
鼠蹊	腹股沟
曲骨	耻骨
肘尖	尺骨鹰嘴
大指次指	食指
小指次指	无名指
髀枢	髋关节
内辅骨上廉	股骨内侧髁
内辅骨下廉	胫骨内侧髁
膝中	胫骨髁、股骨髁之间的膝关节线
京骨	第5跖骨粗隆
鱼腹	缝匠肌
伏兔	股直肌
内侧（上肢）	屈侧
外侧（上肢）	伸侧
前侧（上肢）	桡侧
后侧（上肢）	尺侧

附录3 世界卫生组织《针灸经穴定位》(西太平洋地区) 人体分区术语表

分区		界线
头部	头部	眶上缘、颧弓上缘、外耳门上缘、乳突尖端、上项线与枕外隆凸的连线
	面部	眶上缘、颧弓上缘、外耳门上缘、乳突尖端、上项线与下颌骨下缘的连线
颈部	颈前部	上界：头部与面部的下界线 下界：锁骨 后界：斜方肌前缘
	颈后部	上界：头部的下界线 下界：第7颈椎（C7）棘突与肩峰的连线 前界：斜方肌前缘
背部	背部	上界：第7颈椎（C7）棘突与肩峰的连线 外侧界：腋后线 下界：第12肋尖端与第12胸椎（T12）棘突的连线
	肩胛部	用表面解剖术语无法描述以下分区：肩胛部、腹股沟、肩带部、会阴部、腋区、臀部，宜遵循常规分法
	腰部	上界：第12肋尖端与第12胸椎（T12）棘突的连线 外侧界：腋后线 下界：第5腰椎（L5）棘突与髂嵴的连线
	骶部	上界：第5腰椎（L5）棘突与髂嵴的连线 外侧界：骶骨外侧缘 下界：尾骨
胸部	前胸部	上界：锁骨 下界：剑胸结合、肋弓与第11、12肋骨下缘的连线 外侧界：腋前线
	侧胸部	上界：腋前、后纹头的连线 下界：肋弓与第11、12肋骨下缘的连线 前界：腋前线 后界：腋后线

续表

分区		界线
腹部	上腹部	上界：剑胸结合、肋弓与肋骨下缘的连线 下界：脐水平线 外侧界：腋前线
	下腹部	上界：脐水平线 下界：耻骨联合上缘 外侧界：腹股沟斜纹、腋前线
	侧腹部	上界：侧胸部的下界 下界：髂嵴 前界：腋前线 后界：腋后线
	腹股沟	参见肩胛部
上肢	肩带部	参见肩胛部
	腋区	参见肩胛部
	上臂	分为臂前侧、后侧、内侧、外侧
	肘部	分为肘前侧、后侧、内侧、外侧
	前臂部	分为前臂前侧、后侧、内侧、外侧
	手	手背、手掌
下肢	臀部	参见肩胛部
	股	分为股前侧、后侧、内侧、外侧
	膝部	分为膝前侧、后侧、内侧、外侧
	小腿	分为小腿前侧、后侧、内侧、外侧
	足	足背、足底,足内侧、外侧
	踝	分为踝前侧、内侧、外侧
	足趾	
会阴部		参见肩胛部